Wiebke Rögener

Hyper-Hirn

Durch Neuro-Enhancement klüger,
wacher, effizienter?

Ernst Reinhardt Verlag München Basel

Dr. rer. nat. *Wiebke Rögener*, Biologin und Wissenschaftsjournalistin, arbeitet nach langjähriger wissenschaftlicher Tätigkeit in der Immun- und Neurobiologie am Lehrstuhl für Wissenschaftsjournalismus der TU Dortmund; 2009 wurde sie mit dem Journalistenpreis des Deutschen Netzwerks Evidenzbasierte Medizin ausgezeichnet.

Bibliografische Information der Deutschen Nationalbibliothek

Die Deutsche Nationalbibliothek verzeichnet diese Publikation in der Deutschen Nationalbibliografie; detaillierte bibliografische Daten sind im Internet über <http://dnb.d-nb.de> abrufbar.
ISBN 978-3-497-02435-3 (Print)
ISBN 978-3-497-60164-6 (E-Book)

Printed in Germany
Konzeption/Lektorat/Redaktion im Auftrag des Ernst Reinhardt Verlages:
Dagmar Fernholz, Köln
Cover: Jens Vogelsang, Aachen
Satz: Sabine Ufer, Leipzig

Ernst Reinhardt Verlag, Kemnatenstr. 46, D-80639 München
Net: www.reinhardt-verlag.de E-Mail: info@reinhardt-verlag.de

Inhalt

Vorwort

„Schluck dich schlau!", „Eine Pille für die Eins", „Gedankenbe-schleuniger" und ein „E-Turbo fürs Gehirn" – an griffigen Schlag-zeilen in den Medien herrscht kein Mangel, wenn es um die Ver-sprechungen der Neurowissenschaften geht, dem menschlichen Denken auf die Sprünge zu helfen. Wer wünscht sich nicht ein bes-seres Gedächtnis, eine raschere Auffassungsgabe und unermüdli-che Leistungsfähigkeit: Keine vergessenen Passworte und PIN-Nummern mehr, keine Angst vor dem Examen oder vor kniffligen Problemen im Beruf. In der „schönen neuen Neuro-Welt" (Vaas 2008) wäre eine neue Fremdsprache im Nu erlernt, geniale Geistes-blitze würden sich auch am Ende eines langen Arbeitstages noch einstellen. Wenn der Nachwuchs in der Schule schwächelt, müsste nur die richtige Pille her, um das Problem zu lösen, und auch Opas Vergesslichkeit wäre schnell kuriert.

Hirnforscher experimentieren mit Medikamenten und Magnet-feldern, mit elektrischen Denkkappen und Elektroden im Gehirn, um das Denkvermögen zu verbessern. Auch gentechnische Ver-änderungen werden in Tierexperimenten erprobt, die es beispiels-weise erlauben, bestimmte Hirnzellen mit einer Art Lichtschalter anzuknipsen. Elektronische Ersatzteile könnten künftig nicht nur geschädigte Nervenzellen ersetzen, sondern auch die Intelligenz ins Übermenschliche steigern, versprechen einige Forscher. Zu-sammengefasst werden diese unterschiedlichen Bestrebungen unter dem Begriff „Neuro-Enhancement", der mit „Gehirnverbesse-rung" nur sehr unzureichend zu übersetzen ist. Der Begriff wird etwas unterschiedlich definiert und gelegentlich auch dann verwen-det, wenn es darum geht, die Leistungsfähigkeit des erkrankten Gehirns – etwa nach einem Schlaganfall – wiederherzustellen. In diesem Buch aber werden als Neuro-Enhancement nur Bestrebun-gen verstanden, die das Denkvermögen Gesunder steigern wollen, damit es „besser als gut" werden möge.

Indes ist die Fantasie hier weiter als die Forschung. Die nebenwirkungsfreie Lernpille, die in Diskussionen um ethische Probleme des Neuro-Enhancements oft vorausgesetzt wird, ist bisher nicht in Sicht, und es gibt Gründe, an ihrer Realisierbarkeit zu zweifeln. Gleichwohl schlucken etliche Zeitgenossen schon hoffnungsfroh Medikamente, die für hyperaktive Kinder oder demenzkranke Alte entwickelt wurden, im Glauben, sie könnten damit auch ihre völlig intakten grauen Zellen ankurbeln. Wer sein Gehirn lieber elektrisch stimulieren möchte, findet im Internet entsprechende Geräte im Angebot. Auch das Militär zeigt Interesse: Das „Wettrüsten im Kopf" ist längst mehr als eine Metapher.

Was im Neuro-Enhancement bereits Realität ist, womit Forscher derzeit experimentieren, was zu hoffen oder zu befürchten ist, darüber soll dieses Buch einen Überblick geben. Einen Anspruch auf Vollständigkeit erhebt die Darstellung nicht, entsteht doch ständig Neues in den Laboren, die stetig wachsende Zahl der Publikationen in den Neurowissenschaften ist unüberschaubar. Einige wesentliche Entwicklungslinien aber sollen hier erkenntlich werden. Denn die Auswirkungen des Neuro-Enhancements werden jeden betreffen, ob er sich nun solcher Mittel bedienen möchte oder nicht. Wenn sich „Hirnturbos" oder Lernpillen verbreiten sollten, werden sich Normen verändern, sei es in der Schule, bei beruflichen Anforderungen oder auch in der allgemeinen Vorstellung davon, was ein „normales" Gehirn leisten kann und muss.

Bei den Versuchen, in das menschliche Denkvermögen – und damit auch in die Persönlichkeit selbst – mit Pharmazie und Technik einzugreifen, ist vieles noch am Anfang. Das eröffnet Chancen der Gestaltung. Doch Forschungspolitik wird als Feld der demokratischen Auseinandersetzung und der Zukunftsgestaltung bisher in der Öffentlichkeit kaum wahrgenommen. Ob ein teurer Bahnhof gebaut werden soll oder nicht, darüber wird – mit gutem Grund – leidenschaftlich und langanhaltend gestritten. Wo Forschungsgelder investiert werden, ist dagegen kaum einmal Gegenstand öffentlicher Debatten. Allenfalls über die Anwendungen wissenschaftlicher Ergebnisse finden später Auseinandersetzungen statt, wie etwa bei der grünen Gentechnik oder der Stammzellforschung.

Im Fall des Neuro-Enhancements gibt es die Chance, frühzeitig in der Öffentlichkeit zu erörtern, welche Entwicklungen sinnvoll

oder bedenklich erscheinen, wofür also öffentliche Mittel eingesetzt, wo Grenzen gezogen werden sollten. Mitreden aber setzt
Mitwissen voraus. Dazu möchte dieses Buch beitragen.

Münster, März 2014   Wiebke Rögener

Denken auf Droge

Vom Medikament zum Hirndoping – die Chemie der Gedankenarbeit

Längst erwarten viele Menschen von Medikamenten mehr als nur Hilfe bei bedrohlichen Erkrankungen. Unermüdliche Potenz und unbeirrbar gute Laune, jugendliches Aussehen und sportliche Höchstleistungen sollen mithilfe einschlägiger Drogen gefördert werden. Die Medizin dient nicht nur dazu, Verletzungen und Krankheiten zu behandeln, sondern wird immer häufiger auch genutzt, um die Wünsche Gesunder zu erfüllen – von der Botox-Spritze gegen Falten über potenzsteigernde Pillen bis zum Kaiserschnitt ohne medizinischen Anlass. Zu den Wunschträumen, die die Medizin wahr machen soll, gehört es auch, die intellektuellen Fähigkeiten über das normale Maß hinaus zu verbessern. Seit Jahren wird immer wieder angekündigt, Lernen und Intelligenz ließen sich mit chemischer Unterstützung bald beträchtlich steigern. Da ist die Rede von „Doping fürs Gehirn", „Denken auf Rezept" oder „Gedankenbeschleunigern".

Die Idee scheint verlockend: Einfach eine Denkdroge einwerfen, und schon wird aus dem Durchschnittsdenker ein Instantgenie. Pillen schlucken statt Pauken helfe durch das Examen, so machen es Anpreisungen auf vielen einschlägigen Internetseiten glauben. Die „Smart Drugs" sollen demnach entweder den Intelligenzquotienten insgesamt heben oder einzelne Fähigkeiten verbessern, etwa das Gedächtnis, die Aufmerksamkeitsspanne oder die Kreativität (zum Beispiel http://www.studycram.com/smart-drugs.html; 23.09.2013). Der Begriff „Hirndoping", unter dem dieser Medikamentenkonsum oft zusammengefasst wird, erzielt bei Google mehr als 45.000 Treffer (13.11.2012). Auch als neues Geschäftsfeld für die Lebensmittelindustrie sind die Schlaumacher zum Schlucken im Gespräch. So werden schon mal „Margarine, die Ihre Kinder intelligenter macht" oder „Joghurt, der Ihr Denkvermögen steigert" vorhergesagt (Lawecki 2008).

Nicht nur Studierenden im Prüfungsstress oder Berufstätigen unter hohem Leistungsdruck erscheint das chemisch unterstützte Denkvermögen erstrebenswert. Auch manche Wissenschaftler, die sich mit Neuro-Enhancement befassen – das heißt mit der Verbesserung des Denkvermögens mit chemischen, elektrischen oder genetischen Verfahren –, vertreten die Ansicht, „dass es keine überzeugenden grundsätzlichen Einwände gegen eine pharmazeutische Verbesserung des Gehirns oder der Psyche gibt". So formulierte es 2009 eine Gruppe von Experten im Memorandum „Das optimierte Gehirn" (Galert et al. 2009) (siehe dazu Kapitel 5). Die Autoren sehen darin „die Fortsetzung des zum Menschen gehörenden geistigen Optimierungsstrebens mit anderen Mitteln". Der alte Wunsch nach einem „Nürnberger Trichter", mit dem sich unwissenden Köpfen in kürzester Zeit und möglichst mühelos Weisheit „eintrichtern" lassen sollte, wurde offenbar abgelöst von dem Bestreben, geistigen Leistungen mit Pillen und Pülverchen auf die Sprünge zu helfen.

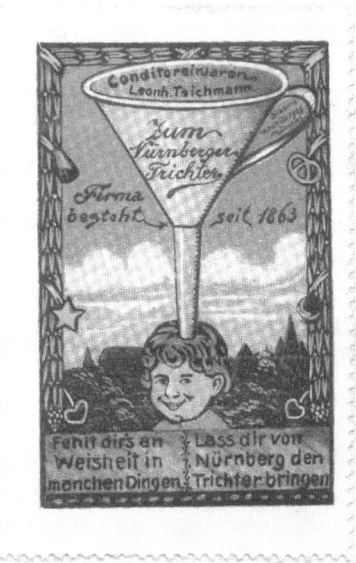

Abb. 1: Neuro-Enhancement – ein alter Wunsch. Der Nürnberger Trichter auf einer Werbevignette von 1910

Das Zeitalter des Denkens auf Droge habe längst begonnen, heißt es gelegentlich. Längst würden viele Schülerinnen und Schüler, Studierende und Berufstätige zu Medikamenten greifen, um den immer höheren Anforderungen der Leistungsgesellschaft gerecht zu werden. Zumindest in englischsprachigen Zeitungen, so zeigte eine Medienanalyse kürzlich, wird der Gebrauch von Drogen für das Denkvermögen in der großen Mehrzahl der Artikel als Phänomen dargestellt, das bereits weitverbreitet ist. Rund 90 % der untersuchten Beiträge beschrieben Hirndoping als übliche, allgegenwärtige Praxis (Partridge et al. 2011).

Zur Verbreitung des Hirndopings in Deutschland wurde in den letzten Jahren häufig eine Umfrage zitiert, die die Krankenkasse DAK 2009 veröffentlichte. Befragt wurden dafür rund 3000 Erwerbstätige, die zwischen 20 und 50 Jahre alt waren. Sie sollten angeben, ob sie bereits in der Vergangenheit Medikamente eingenommen hätten, um ihre geistige Leistungsfähigkeit oder ihre psychische Befindlichkeit zu verbessern. Bei den Männern bejahte jeder Zehnte diese Frage, bei den Frauen sogar mehr als jede Vierte. Meist war der Grund allerdings eine spezifische Erkrankung. Wenn jemand, der an Depressionen leidet, Psychopharmaka nimmt, ist dies natürlich nicht als Hirndoping zu bezeichnen. Doch immerhin 28 % derjenigen, die angaben, dass sie solche Medikamente genommen hätten – 143 Personen – hatten ohne medizinische Notwendigkeit zu Mitteln gegriffen, die tatsächlich oder vermeintlich Denkvermögen oder Gedächtnis steigern oder die Stimmung verbessern. „Hirndoping" betreiben demnach knapp 5 % (143 von 3000) der Erwerbstätigen zumindest hin und wieder, schließt die DAK; 1 bis 2 % sollen sogar regelmäßig ohne medizinische Notwendigkeit derartige Mittel schlucken. Laut DAK-Studie nehmen also rund 800.000 Deutsche ständig Präparate zur Leistungssteigerung (DAK 2009).

Ob das tatsächlich stimmt, bezweifeln Kritiker allerdings. Sie verweisen darauf, dass bei der Onlinebefragung womöglich vor allem Menschen den Fragebogen ausfüllten, die an dem Thema besonders interessiert waren. Es ist nicht unwahrscheinlich, dass Personen, die Hirndoping schon einmal ausprobiert hatten, besonders geneigt waren, die Fragen zu beantworten. Auch war die Umfrage nicht in jeder Hinsicht repräsentativ. So wurde die Verteilung auf verschiedene Berufsgruppen nicht untersucht (Lieb 2010).

Besonders verbreitet scheint die Bereitschaft, die geistige Leistungsfähigkeit chemisch aufzubessern, dort zu sein, wo gemeinhin schon ein überdurchschnittliches Denkvermögen vermutet wird – bei Wissenschaftlern. Zumindest legt das eine vielbeachtete Onlineumfrage des renommierten Wissenschaftsmagazins „Nature" nahe (Maher 2008): 1400 „Nature"-Leserinnen und -Leser aus 60 Ländern nahmen an der Umfrage teil; jeder Fünfte gab an, bereits Medikamente geschluckt zu haben, um damit Aufmerksamkeit und Gedächtnis auf die Sprünge zu helfen. Fast 70 % dieser Nutzer waren bereit, dafür auch leichtere Nebenwirkungen in Kauf zu nehmen. Am beliebtesten war mit mehr als 60 % das Mittel Methylphenidat. Unter dem Namen Ritalin wird es Kindern verschrieben, denen ein Aufmerksamkeitsdefizitsyndrom (ADHS) attestiert wird. Auf den Plätzen 2 und 3 folgten der Wachmacher Modafinil (44 %) und blutdrucksenkende Betablocker (15 %). Ein Wissenschaftler argumentierte gar: „Als Wissenschaftler habe ich die Pflicht, meine geistigen Ressourcen zum größten Nutzen der Menschheit zu nutzen. Wenn die ‚Enhancer' zu diesem menschlichen Ziel beitragen, ist es meine Pflicht, sie zu nehmen."

Indes ist das eine anonyme Einzelmeinung, und die Angaben aus der „Nature"-Umfrage sind wohl kaum zu verallgemeinern: Zum einen gingen der Befragung Artikel und Kommentare im Magazin voraus, die „Professor's Little Helper" eher in einen positiven Kontext stellten. Nicht gerade ein Qualitätsmerkmal für eine neutrale Befragung. So schreiben Barbara Sahakian und Sharon Morein-Zamir im Dezember 2007, es gäbe Situationen, in denen viele den Einsatz von Drogen tolerieren würden, die Konzentration und Planen verbessern oder sogar fördern, etwa für Fluglotsen, Chirurgen oder für Krankenschwestern im Schichtdienst. Bei dieser Befragung wurde suggestiv gefragt: „Kann die Gesellschaft gesunden Menschen solche Mittel verweigern, die davon profitieren könnten?" (Sahakian und Morein-Zamir 2007) Sahakian ist nach eigenen Angaben als Beraterin für verschiedene Pharmunternehmen tätig. Zum anderen weiß bei einer solchen Erhebung niemand, wer die Onlinefragebögen tatsächlich ausgefüllt hat – wirklich massenhaft Professoren auf Pille? Oder vielleicht auch viele Studierende oder andere „Nature"-Leser, die sich einen Jux machen wollten? Repräsentativ kann eine solche Befragung jedenfalls nicht sein. Das Medienecho war dennoch groß: „Gehirn-Doping ist unter Akademikern offenbar weit verbreitet", schloss beispielsweise die „Frankfurter Allgemeine Zeitung" (Frankfurter Allgemeine Zeitung 10.04.2008). Die Deutsche Gesellschaft für Chirurgie (DGCH) warnte bereits davor, dass Operateure unter Stress womöglich zu Wachmacherpillen greifen: Urteilsfähigkeit und Entschlusskraft bei einer OP könnten durch Wachmacherpillen und andere Mittel – sogenannte Neuroenhancer –, die die geistige Leistungsfähigkeit verbessern sollen, leiden. Auch die nötige Distanz zum Operationsgeschehen könne durch „Smart Pills" verloren gehen, heißt es in einer Pressemitteilung der DGCH (Deutsche Gesellschaft für Chirurgie 2009).

Eine neuere Umfrage unter Studierenden an deutschen Hochschulen, die das HIS-Institut für Hochschulforschung im Auftrag des Bundesministeriums für Gesundheit durchführte, ergab: Die meisten Studierenden (84%) haben vom Hirndoping schon einmal gehört. Etwa 5% nehmen gelegentlich verschreibungspflichtige Medikamente wie Psychostimulanzien, Antidepressiva, Beruhigungs- und Schmerzmittel oder auch Cannabis (Haschisch), um mit den Leistungsanforderungen im Studium fertig zu werden. Etwa ebenso viele versuchen, ihrem Studienerfolg mit legalen Mittelchen wie Vitaminpräparaten, homöopathischen und pflanzlichen Substanzen oder Koffeintabletten aufzuhelfen (Middendorf et al. 2012).

Eine Pilotstudie von Wissenschaftlern der Universität Mainz ergab, dass etwa 1,5% der rund 1000 befragten Schülerinnen und Schüler an deutschen Schulen bereits verschreibungspflichtige Medikamente genommen hatten, um ihre Leistungen zu verbessern. In der gleichen Umfrage war unter den etwa 500 Studierenden der Anteil nur etwa halb so hoch (Franke et al. 2011). Eine neuere Studie der gleichen Arbeitsgruppe nennt allerdings weit höhere Zahlen: Etwa jeder Fünfte von gut 2500 befragten Studierenden hatte demnach innerhalb eines Jahres zum Braindoping gegriffen (Dietz et al. 2013). Jedoch wurde hierbei sehr allgemein nach Mitteln gefragt, die eingenommen wurden, um die Aufmerksamkeit und Wachheit zu steigern oder um die Stimmung zu heben. Ob es sich dabei um verschreibungspflichtige Medikamente, frei verkäufliche Koffeintabletten oder illegale Drogen handelte, blieb offen. Die weite Fragestellung erfasst also womöglich auch den gelegentlichen Joint. Haschisch bzw. Cannabis hat nach Erkenntnissen der Deutschen Hauptstelle für Suchtfragen jeder dritte bis vierte junge Erwachsene zwischen 18 und 20 Jahren konsumiert (Deutsche Hauptstelle für Suchtfragen 2012). Dass die Verbreitung des Hirndopings erheblich unterschätzt wird, wie die Autoren meinen, ist mit dieser Studie also nicht eindeutig zu belegen.

In der sogenannten KOLIBRI-Studie des Robert Koch-Instituts in Berlin wurden 2010 mehr als 6000 Erwachsene in Deutschland befragt, ob sie Mittel einnehmen, die die geistigen Leistungen verbessern sollen. Dabei ging es sowohl um verschreibungspflichtige Medikamente oder illegale Drogen als auch um freiverkäufliche Substanzen, wie Johanniskraut-Präparate. 74 Personen gaben an, innerhalb des letzten Jahres Medikamente oder illegale Mittel zum Neuro-Enhancement verwendet zu haben – das waren 1,5 % der Befragten. Vorwiegend wurden solche Mittel von jüngeren Menschen verwendet, am häufigsten von Frauen zwischen 30 und 44 Jahren (Schilling et al. 2012).

Insgesamt scheint also das Wissen um solche Mittel zwar weitverbreitet zu sein, die Zahl der Konsumenten aber der Mehrzahl der Studien zufolge doch eher gering. In den USA dagegen, so wird immer wieder kolportiert, sei das Hirndoping bereits normal: Angeblich sollen 16 % aller Studierenden vor Prüfungen Ritalin schlucken, manche Quellen sprechen gar von 25 % (Greely et al. 2008). Doch ein genauerer Blick auf die einschlägigen Studien offenbart, dass dies wohl grob übertrieben ist. Die oft zitierte Zahl von 25 % Hirndopern unter US-Studenten wurde nur an einer einzigen Hochschule festgestellt. Je umfangreicher und aussagekräftiger die Untersuchungen zu diesem Thema, desto unspektakulärer fallen die Ergebnisse aus: Auch in den USA bewegt sich der Anteil der Studierenden, die mithilfe der Pharmazie durch die Prüfungen kommen möchten, wohl eher im einstelligen Prozentbereich (Schleim 2012a, Schleim 2012b).

Die Medien hätten ihr Teil dazu beigetragen, das Problem aufzubauschen, kritisiert der Journalist Martin Hubert. Indes seien auch einige Wissenschaftler nicht unschuldig daran, dass die Möglichkeiten des Neuro-Enhancements übertrieben werden. Als Beispiel nennt er den US-amerikanischen Hirnforscher Michael Gazzaniga, der 2007 schrieb: „Viele Intelligenzpillen befinden sich im klinischen Versuchsstadium und könnten in weniger als fünf Jahren auf den Markt kommen." (Hubert 2011) Eine Prognose, die sich offensichtlich nicht bewahrheitet hat.

Also ist das womöglich kein gar so wichtiges Thema, könnte man meinen. Weder ist Hirndoping hierzulande schon ein Massenphänomen, noch ist das Überschwappen eines derartigen Trends aus den USA in näherer Zukunft zu befürchten. Viel Lärm um (fast) nichts also, viele Schlagzeilen um ein aufgeblähtes Scheinproblem? Sollte dieses Buch dann nicht hier schon enden?

Große Bereitschaft zum Denkdoping

Ganz so ist es indes nicht: Sehr viele Menschen lehnen das Hirndoping nicht prinzipiell ab, sondern würden durchaus zur Intelligenzpille greifen – wenn sie nur überzeugt wären, dass der Stoff wirklich hilft und keine schlimmen Nebenwirkungen hat. Im DAK-Report gaben sechs von zehn Befragten an, dass sie unter diesen Umständen Substanzen schlucken würden, die ihre geistigen Leistungen verbessern. Vor allem bei jungen Menschen scheint die Bereitschaft zuzunehmen, mittels Hirndoping die Prüfungserfolge zu steigern (Singh und Kelleher 2010). Laut HIS-Studie könnten sich 17% der Studierenden, die noch nie leistungssteigernde Mittel eingenommen haben, immerhin vorstellen, dies zu tun.

Ein äußerst attraktiver Markt für die Pharmaindustrie lockt hier also. Angesichts des wachsenden Anteils älterer Menschen an der Bevölkerung ist die Entwicklung von Mitteln, die beispielsweise Demenzerkrankungen entgegenwirken und das Gedächtnis fördern sollen, ohnehin ein gewinnträchtiges Feld der Pharmaforschung. Gesunde Hirndoper als zusätzliche Kunden für derartige Pillen machen die Entwicklung doppelt lukrativ. Und so gibt es durchaus gute Gründe, sich über diese Entwicklung Gedanken zu machen, ehe die ersten Zulassungsanträge für „Smart Pills" auf dem Tisch liegen. „Die Entwicklung ist beim Neuro-Enhancement erst am Anfang. Wir können – anders als in der Gentechnikdiskussion – ethische Probleme im Vorfeld diskutieren", sagte die Medizinethikerin Bettina Schöne-Seifert vor einigen Jahren (Rögener 2005).

18

Dass sich Gefühle und Wahrnehmungen, wie Angst und Freude, Depression und Euphorie, Hunger und Schmerzen, mit bestimmten Substanzen beeinflussen lassen, weiß die Menschheit seit Jahrtausenden. Von Alkohol bis Opium reicht das Spektrum der altbekannten Rauschmittel. Synthetische Drogen, wie LSD und Ecstasy, kamen in jüngerer Zeit dazu. Mit immer neuen Designerdrogen werden Verbote unterlaufen.

Warum aber unser Gehirn mit Chemikalien überhaupt zu manipulieren ist, konnte erst die moderne Hirnforschung klären: Sie entdeckte, wie die Nervenzellen im Gehirn miteinander kommunizieren (siehe auch Tabelle 1). Wer etwas fühlt, versteht oder im Gedächtnis speichert, beschäftigt eine große Anzahl Nervenzellen in seinem Gehirn. Damit das alles klappt, müssen die Zellen miteinander sprechen. Eine der Sprachen, die sie dabei verwenden, ist die Chemie: Hirnzellen tauschen untereinander chemische Botschaften aus.

Lernvorgänge beruhen auf einer Reihe unterschiedlicher Mechanismen im Hirn, die zusammenwirken: Bestehende Verbindungen zwischen Nervenzellen werden gestärkt oder abgeschwächt, neue werden geknüpft, andere lösen sich auf. Ein wenig ist das wie in einem weitverzweigten Bekanntenkreis: Damit die Kontakte erhalten bleiben, müssen sie gepflegt werden – sei es nun durch persönliche Treffen, Briefe, Telefongespräche, E-Mails oder die sozialen Netzwerke wie Facebook und Co. Wer sich gar zu lange nicht meldet, gehört irgendwann nicht mehr dazu, vernachlässigte Bekanntschaften gehen verloren. Ebenso wie soziale Kontakte durch gemeinsame Unternehmungen gestärkt werden, bleiben auch im Netzwerk der Nervenzellen vor allem diejenigen miteinander in Verbindung, die häufiger gleichzeitig aktiv werden. Einige Kontakte werden in diesem Austausch immer wichtiger und weitaus stärker als die meisten anderen. Sie sind für die langfristige Speicherung von Gedächtnisinhalten bedeutsam (Zheng et al. 2013).

Botschaften von Zelle zu Zelle werden dabei oft über chemische Substanzen vermittelt, die deshalb auch als „Botenstoffe" bezeichnet werden. Fachleute sprechen von Neurotransmitter. Entgegengenommen werden sie von passenden Empfängermolekülen (Rezeptoren). Chemikalien, die solchen Molekülen ähneln, oder die die

Aktivität der Botenstoffe oder Rezeptoren und ihre Konzentration beeinflussen, können in dieses „Gespräch" der Nervenzellen eingreifen. Darauf beruhen beispielsweise die berauschenden Effekte von Cannabis oder Opium, die Wirkung von Antidepressiva oder Schmerzmitteln und die Hoffnungen, mit chemischen Substanzen Lern- und Leistungsfähigkeit des Gehirns zu verbessern.

Für alle, die es genauer wissen wollen: Wie der chemische Dialog zwischen den Hirnzellen funktioniert

Für die Weitergabe von Informationen von einer Nervenzellen zur nächsten gibt es bestimmte Kontaktstellen, sogenannte Synapsen. Dabei handelt es sich um spezialisierte Bereiche am Ende von Ausläufern der Zelle, oft sind es knospenförmige Endungen, die ganz nahe an die nachgeschaltete Nervenzelle heranreichen. Von dieser sind sie nur noch getrennt durch einen schmalen Zwischenraum, den synaptischen Spalt. Es handelt sich also genau genommen um „Fast-Kontaktstellen". Die meisten Synapsen betrauen chemische Botenstoffe mit der Vermittlung über diesen Spalt hinweg, sie werden daher als chemische Synapsen bezeichnet. Diese Botenstoffe (Neurotransmitter) sind in kleinen Bläschen verpackt, die in den „Knospen" sitzen. Im Prinzip verläuft der chemische Nachrichtendienst immer auf die gleiche Weise: In einer Nervenzelle kommt ein elektrisches Signal an. Es löst biochemische Prozesse aus, die schließlich dazu führen, dass in der Synapse die kleinen Bläschen, die den Botenstoff enthalten, mit der Zellmembran verschmelzen. Dabei entleeren sie ihren Inhalt in den Spalt. Die freigesetzten Botenstoffmoleküle binden an genau zu ihnen passende Empfänger der gegenüberliegenden Zelle. Diese Empfängermoleküle werden als Rezeptoren bezeichnet. Die Bindung der Botenstoffe an die Rezeptoren verändert die Durchlässigkeit der Zellmembran für bestimmte elektrisch geladene Teilchen (Ionen). Je nach Art der Botenstoffe und Rezeptoren führt dies entweder dazu, dass die zweite Zelle ihrerseits aktiv wird und einen elektrischen

Impuls weiterleitet, oder dass die Weiterleitung blockiert wird. Man unterscheidet daher erregende und hemmende Synapsen. Eine einzelne Synapse kann jedoch weder das eine noch das andere bewirken: Jede Nervenzelle ist durch Tausende solcher Kontaktstellen mit vielen anderen Nervenzellen verbunden. Erst die Summe vieler gleichzeitig eintreffender Botschaften bestimmt, was geschieht – ob die Zelle also aktiviert oder gehemmt wird.

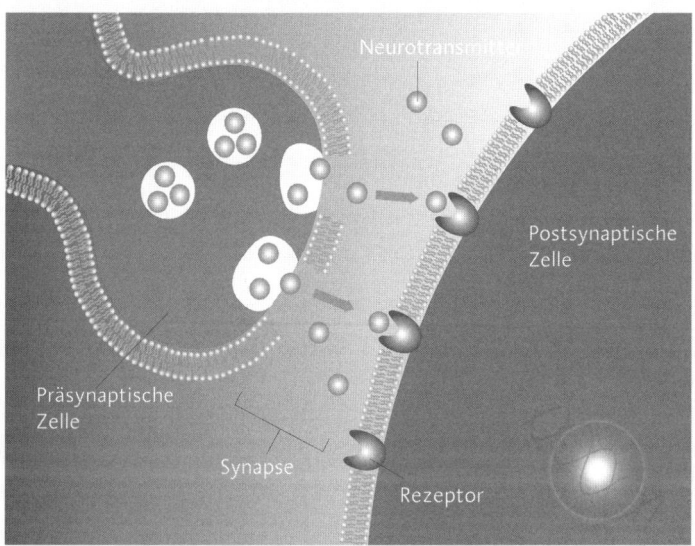

Abb. 2: Der entscheidende Fast-Kontakt: Die Nervenzellen nutzen Botenstoffe, z.B. Dopamin, um ein Signal zu übermitteln. Links im Bild ist die Zelle, von der die Botschaft kommt, das präsynaptische Neuron. Wenn es elektrisch erregt ist, verschmelzen kleine Bläschen, die Dopamin enthalten, mit der Zellmembran. So gelangt der Botenstoff in den synaptischen Spalt. Treffen diese Boten an der gegenüberliegenden Zelle, dem postsynaptischen Neuron, auf entsprechende Empfängermoleküle, die Rezeptoren, aktivieren sie die nachfolgende Zelle – die Botschaft wird weitergeleitet. Freie Botenstoffmoleküle werden wieder vom präsynaptischen Neuron aufgenommen. (© meletver, fotolia.com)

Wenn man bedenkt, dass es im menschlichen Gehirn ca. 100 Milliarden Nervenzellen gibt, von denen jede durchschnittlich 5000 Synapsen besitzt – vielleicht auch noch viel mehr –, die wiederum mit zahlreichen unterschiedlichen Botenstoffe arbeiten, lässt sich erahnen: Wer gezielt in dieses Netzwerk eingreifen will, hat sich einiges vorgenommen.

Grundsätzlich können Dopingmittel fürs Hirn auf verschiedene Weise wirken:

– In den Synapsen, die Signale von einer Zelle zur nächsten weitergeben, können sie die Herstellung der Botenstoffe oder deren Ausschüttung verändern.
– Auch können Dopingmittel Einfluss darauf nehmen, wie die Botenstoffe an Empfängermoleküle der nachfolgenden Zellen binden (beispielsweise indem sie diese Empfangsstellen blockieren).
– Sie können beeinflussen, wie schnell die Botschafter zurückgerufen, also von der aussendenden Nervenzelle wieder aufgenommen werden.
– Die Nachrichtenleitung lässt sich ferner dadurch manipulieren, dass Enzyme gehemmt werden, die Botenstoffe im synaptischen Spalt abbauen – so verlängert sich deren Wirkung.
– Denkbar wäre auch eine bessere Energieversorgung der Hirnzellen.
– Schließlich wird versucht, in die Signalketten einzugreifen, die durch die Bindung eines Botenstoffes an ein zugehöriges Empfängermolekül in der nachfolgenden Zelle aktiviert werden (sogenannte Second Messenger). So ließe sich das Wachstum von Nervenzellen und die Bildung neuer Synapsen beeinflussen (verändert nach Quednow 2010).

Einige viel diskutierte Mittel werden im Folgenden etwas ausführlicher porträtiert. Einen Überblick über weitere Substanzen gibt Tabelle 1.

Schon verfügbar – Hirndoping mit Arzneimitteln für Alzheimer-Patienten und Zappelphilipps

Ob das „Brainlifting"mit den bisher verfügbaren Medikamenten sonderlich effektiv ist, ist unter Fachleuten umstritten. So auch bei dem wohl meistdiskutierten und mit am häufigsten als „chemische Nachhilfe" geschluckten Wirkstoff:

Methylphenidat, bekannter unter dem Handelsnamen Ritalin, gilt bei der Diskussion um das Hirndoping als Klassiker. Die Substanz, die chemisch den – illegalen – Amphetaminen ähnelt, wird Kindern verschrieben, die am Aufmerksamkeitsdefizitsyndrom (ADHS) leiden, das gelegentlich auch als „Zappelphilipp-Syndrom" bezeichnet wird. Seit Juli 2011 ist das Medikament hierzulande auch für Erwachsene mit dieser Diagnose zugelassen. Die Substanz wurde bereits in den Vierzigerjahren erstmals synthetisiert. Ursprünglich wurde sie als stimulierendes Mittel bei Antriebsstörungen und leichten Depressionen eingesetzt. Bei ADHS-Patienten dagegen hat Methylphenidat eine scheinbar paradoxe Wirkung: Es beruhigt offenbar die hyperaktiven Patienten und erleichtert es ihnen, sich zu konzentrieren. Oft verbessern sich dann bei Kindern deren schulische Leistungen. Mit diesem Effekt machte das Medikament eine steile Karriere: 2011 wurden in Deutschland 1,7 Tonnen Methylphenidat verkauft, 1993 waren es nur 34 Kilogramm (Apfel 2012); allein vom Jahr 2000 bis 2010 hat sich die Zahl der verschriebenen Tagesdosen in Deutschland mehr als verfünffacht (Grolle und Shafy 2012).

Ob die Zahl der behandlungsbedürftigen hyperaktiven Kinder tatsächlich so stark gestiegen ist (und woran das liegen könnte), oder ob Methylphenidat immer öfter ohne hinreichenden Grund verschrieben wird, ist heftig umstritten. Die Zahlen des DAK-Reports deuten jedenfalls auf eine nicht selten unsachgemäße oder missbräuchliche Verwendung von Methylphenidat hin: Für fast die Hälfte der Verordnungen gab es keine oder keine medizinisch nachvollziehbare Begründung. Das ist umso erstaunlicher, ob das Medikament der Betäubungsmittelverordnung unterliegt und damit besondere strenge Verwendungs- und Verschreibungsvorschriften gelten. Der Gemeinsame Bundesausschuss von Ärzten, Kliniken und Krankenkassen hat den Gebrauch nun seit 2010 weiter eingeschränkt: Methylphenidat darf nur noch von Spezialisten für Verhaltensstörungen bei Kindern und Jugendlichen verordnet und unter deren Aufsicht angewendet werden (Gemeinsamer Bundesausschuss 2010).

Die Wirkung des Mittels beruht darauf, dass es die Botenstoffe Dopamin und Noradrenalin länger wirken lässt, die beispielsweise im „Belohnungssystem" des Gehirns eine wichtige Rolle spielen. Beides sind Botenstoffe, die Erregung und Wachheit fördern. Sie werden an den Verbindungstellen zwischen den Nervenzellen ausgeschüttet (siehe „Für alle, die es genauer wissen wollen: Wie der chemische Dialog zwischen den Hirnzellen funktioniert", auf S. 20). Sind genügend solcher Boten unterwegs, schickt die Zelle normalerweise keine neuen mehr los, sondern nimmt allmählich die überschüssigen wieder auf. Methylphenidat aber blockiert die Moleküle in der Zellmembran, die melden: „Es ist genug!" Die Rückkopplung ist also unterbrochen, es wird immer mehr Botenstoff ausgeschüttet. Allerdings funktioniert das nur, wenn zu Beginn schon zumindest eine gewisse Aktivität der Nervenzellen vorhanden ist, also bereits Botenstoff freigesetzt wird. Den Startschuss für die Aktivität der Nervenzelle kann Methylphenidat nicht geben. In dieser Hinsicht unterscheidet es sich von den Amphetaminen, die auch faul vor sich hin dösende Nervenzellen aktivieren können (s. u.) (Lieb 2010).

Auf diese Weise könnte Methylphenidat auch bei Gesunden Wachheit, Konzentration und Aufmerksamkeit fördern, hoffen manche Nutzer. Schon die Ehefrau des Methylphenidat-Erfinders Leandro Panizzon soll das Mittel geschluckt haben, um ihre Leistungen im Tennisspiel zu verbessern. So lautet jedenfalls eine Anekdote aus der Frühzeit des Medikaments. Rita hieß die experimentierfreudige Dame, die Namensgeberin von Ritalin wurde.

Einige ältere Forschungsergebnisse scheinen die Eignung des Mittels für das Neuro-Enhancement zu bestätigen. Doch neuere, umfassendere Studien können allenfalls sehr kleine Effekte feststellen. Oft fühlen sich Menschen, die das Mittel genommen haben, zwar subjektiv wacher, doch ihre Leistungen verbessern sich trotzdem nicht entscheidend (Sauter und Gerlinger 2012). „Angesichts der wenigen Belege für die angestrebten positiven Wirkungen erscheint es fraglich, dass eine positive Nutzen-Wirkungs-Bilanz besteht", heißt es im DAK-Report.

Nicht auszuschließen ist, dass der größte Teil der Wirkung einfach auf einem Placeboeffekt beruht: Wenn man sich schon unter

24

Mühen ein solches Mittel beschafft hat, dazu allenthalben in der Zeitung steht, es wäre so eine Art „Viagra fürs Hirn", dann möchte man unbedingt glauben, dass die Pillen helfen, das gefürchtete Examen zu bestehen. Wer zuversichtlich ist, es mit der chemischen Unterstützung zu schaffen, schneidet womöglich tatsächlich besser ab.

Anders als ein Placebo – also ein Scheinmedikament – ist Methylphenidat jedoch keineswegs harmlos. Die Nebenwirkungen reichen von Kopfschmerzen über Schlafstörungen bis zu Selbstmordgedanken. Schon bei der Behandlung von Krankheitssymptomen, die das Leben stark beeinträchtigen, muss stets sorgsam zwischen erwünschten und unerwünschten Wirkungen abgewogen werden. Für den Gesunden, der nur zu spät begonnen hat, für das Examen zu lernen, oder der glaubt, dem beruflichen Alltag nicht ohne chemische Unterstützung gewachsen zu sein, haben solche Risiken ein ganz anderes Gewicht. Denn den Risiken steht kein gesundheitlicher Nutzen gegenüber. Im Sport ist Methylphenidat übrigens verboten – es steht auf der Liste der Welt-Anti-Doping-Agentur.

Modafinil reduziert das Schlafbedürfnis und hält Workaholics munter. Es ist seit den Neunzigerjahren auf dem Markt und unter Handelsnamen wie Vigil und Provigil ein Verkaufsschlager, vor allem in den USA. Der Hersteller, die US-Firma Cephalon, wuchs dank Modafinil zu einem der größten Pharmaunternehmen der Welt (Grüter 2011). Im Herbst 2011 wurde das Unternehmen vom israelischen Generika-Hersteller TEVA aufgekauft.

Offiziell diente Modafinil stets der Behandlung von Krankheiten, die selten auftreten. In Europa ist es seit 2011 nur noch für die Behandlung der Narkolepsie zugelassen, einer seltenen Erkrankung, bei der die Betroffenen tagsüber plötzlich einschlafen. Nach einer Bewertung der Europäischen Arzneimittelagentur (EMA) ist das Nutzen-Risiko-Verhältnis bei anderen Erkrankungen zu ungünstig. Aus diesem Grund wurde die Zulassung für alle anderen Indikationen – etwa Schlafstörungen bei Schichtarbeitern oder für die Behandlung der Schlafapnoe (Aussetzen der Atmung im Schlaf) – von der EMA entzogen.

Die US-Zulassungsbehörde Food and Drug Administration (FDA) ging schon 2007 wegen irreführender Werbeversprechen gegen den Hersteller vor. So sei es unzulässig zu behaupten, Modafinil habe ein geringes Suchtpotenzial und helfe gegen allgemeine Tagesmüdigkeit und „Energiemangel". Für diese Zwecke ist das

Mittel nicht zugelassen, daher darf es in den USA auch nicht dafür beworben werden. (In Deutschland ist die Publikumswerbung für verschreibungspflichtige Medikamente ohnehin verboten.) 425 Millionen US-Dollar Bußgeld musste Cephalon schließlich 2008 für seine unerlaubten Werbeaussagen zahlen.

Gleichwohl scheinen viele Menschen das Mittel auch weiterhin für solche Zwecke zu konsumieren: Sie schlucken die Pillen nicht zur Behandlung einer Krankheit, sondern um länger wach und geistig fit zu bleiben. Auch das Militär möchte seine Soldaten mit Modafinil länger einsatzfähig halten (siehe Kapitel 5). Mit der Behandlung von Narkolepsiepatienten allein dürften jedenfalls die rasant steigenden Verkaufszahlen kaum zu erklären sein. Im Jahr 2008 soll Cephalon mit Modafinil 988 Millionen Dollar umgesetzt haben, fünfmal so viel wie im Jahr 2002 (Podbregar 2011). Andere Quellen nennen einen Jahresumsatz von 700 Millionen Dollar (Mohamed und Sahakian 2012).

Das Internet ist voll von Angeboten für den rezeptfreien Erwerb des Mittels, wer bei Google „Modafinil kaufen" eingibt, erzielt mehr als eine Million Treffer. Ob die Hoffnungen berechtigt sind, so der Schläfrigkeit ein Schnippchen zu schlagen und dadurch mehr zu leisten, wird durch neuere Studien allerdings in Zweifel gezogen. Zwar hält Modafinil wach und aufmerksam – doch nur in ähnlichem Maße wie auch Koffein (Ker et al. 2010). Am stärksten wirksam ist Modafinil bei Personen mit erheblichem Schlafdefizit. Ein neuere Studie deutet darauf hin, dass Modafinil vor allem den Spaß an der Arbeit erhöht, nicht aber das kreative Denken fördert (Müller et al. 2013).

Wie der Muntermacher ganz genau funktioniert, ist unklar. In Laborversuchen bindet die Substanz an Moleküle, die den Botenstoff Dopamin transportieren und hemmt die Wiederaufnahme von Dopamin in Nervenzellen. Damit könnte es die Wirkung dieses Botenstoffs verstärken – ähnlich wie Kokain und Amphetamine. Das nährt den Verdacht, Modafinil könne auch in ähnlicher Weise süchtig machen. Experimente mit Affen legen ebenfalls nahe, dass Modafinil Gemeinsamkeiten mit der Droge Kokain hat (Andersen et al. 2010, Newmann et al. 2010). Dagegen wird der Effekt von Modafinil nicht durch Substanzen gehemmt, die Dopamin-Rezeptoren blockieren. Der zugrunde liegende Mechanismus unterscheidet sich also von dem der Amphetamine (FDA 2010).

Betablocker kennen viele dem Namen nach – allerdings als Mittel gegen zu hohen Blutdruck, nicht zur Leistungsverbesserung. Doch auch dafür werden diese Substanzen in bestimmten Situationen genutzt. Da Betablocker die Stresshormone Adrenalin und Noradrenalin hemmen, können sie auch das Herzklopfen und andere Symptome von Nervosität verringern, die manchen vor einem öffentlichen Auftritt oder anderen gefürchteten Situationen befallen. Vor allem Musiker nehmen solche Pillen angeblich häufig, etwa vor einem für die berufliche Zukunft entscheidenden Probevorspiel. 60 % der Solospieler im Orchester, so heißt es, greifen gelegentlich zu Betablockern (Langhammer 2010). Indem sie das Lampenfieber dämpfen, sollen Betablocker die Leistung verbessern. Insbesondere erleichtern sie wohl Aufgaben, die eine präzise Feinmotorik erfordern (Sauter und Gerlinger 2012). Als Lernpillen taugen Betablocker dagegen nicht, da sie das Erinnerungsvermögen eher schwächen. Sie werden daher gelegentlich nach traumatisierenden Erlebnissen verabreicht, um ein zu tiefes Festsetzen im Gedächtnis zu verhindern (Lieb 2010) (siehe dazu auch Exkurs „Radiergummi für das Gedächtnis gesucht", auf S. 52).

Von Medikamenten, die zur Behandlung von Demenzerkrankungen entwickelt wurden, den **Cholinesterasehemmern**, wird vermutet, dass sie auch das Denk- und Erinnerungsvermögen Gesunder unterstützen könnten. Was der Oma hilft, sich an den Namen des Enkels zu erinnern, könnte diesen doch auch beim Vokabelpauken unterstützen, so die Idee. Es handelt sich dabei um Medikamente, die den Abbau des Botenstoffs Acetylcholin verlangsamen. Bei Alzheimer-Patienten gehen Nervenzellen zugrunde, die diesen Botenstoff herstellen. Die Cholinesterasehemmer, zu denen z. B. die Wirkstoffe Donepezil, Galantamin und Rivastigmin gehören, wirken diesem Mangel entgegen. Sie blockieren eine Art Aufräum-Enzym namens Acetylcholinesterase, das den Botenstoff nach der Ausschüttung im synaptischen Spalt wieder abbaut. Wird diese Müllbeseitigung dauerhaft blockiert, etwa durch chemische Kampfstoffe wie Sarin, Tabun und Soman, oder manche Insektizide, führt das zu Krämpfen und schließlich zum Tod. Medizinisch eingesetzt werden dagegen Substanzen, die den Abbau des Botenstoffs nur vorübergehend bremsen. So wirkt er länger, und die nachfolgende Zelle wird stärker aktiviert. Auf diese Weise lindert er die Symptome bei Patienten mit leichter bis mittelschwerer Alzheimer-Demenz.

Allerdings sind die Erfolge recht begrenzt und müssen gegen häufige Nebenwirkungen wie Übelkeit, Durchfall und Erbrechen abgewogen werden. In Studien mit solchen Cholesterinesterasehemmern brachen 29% der Teilnehmer die Behandlung aufgrund der Nebenwirkungen ab (Birks 2006). Bei Patienten, deren Denkvermögen erst leicht beeinträchtigt ist, verhindert Donepezil leider nicht, dass die Betroffenen später eine Alzheimer-Demenz entwickeln (Birks und Flicker 2006). Versuche mit gesunden Menschen ergaben zwar in einigen Studien etwas verbesserte Leistungen, etwa wenn Piloten im Flugsimulator getestet wurden, in anderen Versuchsreihen aber auch schlechtere (Lieb 2010). Der Enkel, der nicht an Botenstoffmangel leidet, kann deshalb nicht unbedingt auf bessere Noten hoffen, wenn er sich aus Omas Pillenschachtel bedient.

Levodopa wird in der Parkinsontherapie eingesetzt. Das Medikament ist die Vorstufe des Botenstoffs Dopamin. Menschen, die an Parkinson erkrankt sind, mangelt es an diesem Botenstoff, da bei ihnen die Zellen im Hirn absterben, die dieses Molekül herstellen. Auch Patienten, die nach einem Schlaganfall oder einer Hirnverletzung an Lern- und Gedächtnisstörungen leiden, werden mit Levodopa behandelt.

Dopamin spielt für Lernvorgänge eine wichtige Rolle. So ist es daran beteiligt, dass Menschen oder Tiere verstehen, mit welcher Wahrscheinlichkeit auf eine bestimmte Handlung eine Belohnung folgt. Dopamin beeinflusst auch das Arbeitsgedächtnis und fördert das Wachstum von Nervenverbindungen, die für das Langzeitgedächtnis wichtig sind. Damit scheint es ein vielversprechender Kandidat für eine Lern- und Gedächtnispille zu sein.

Eine Wissenschaftlergruppe um den Neurowissenschaftler Stefan Knecht von der Universität Münster stellte sich die Frage: Was passiert, wenn gesunde Versuchspersonen das Medikament schlucken? Die Gedächtnisforscher ließen junge Männer an fünf Tagen Vokabeln einer künstlichen Sprache lernen. Diejenigen, die vor jeder Lektion Levodopa erhielten, konnten sich die Fantasiewörter schneller merken und erinnerten sich nach einem Monat besser daran (Knecht 2004). Auch eine künstliche Grammatik erlernten Versuchspersonen leichter, wenn dabei mittels Levodopa der Dopamin-Spiegel im Gehirn erhöht wurde. Allerdings klappte das nur, wenn die Teilnehmer während des Lernens immer wieder Rückmeldungen erhielten, ob ihre Antworten richtig oder falsch waren.

Das Lernen durch reine Beobachtung, ohne Feedback, wurde durch Levodopa nicht verbessert (de Vries et al. 2010a). Offenbar gibt es im Gehirn unterschiedliche Lernstrategien, die keineswegs alle mit ein und demselben Mittel zu beeinflussen sind.

Auch bei Ratten stärkt Levodopa das Gedächtnis: Tiere, die gelernt hatten, Futter in einem Labyrinth aufzuspüren, fanden sich noch vier Monate später recht gut in den Gängen zurecht, wenn sie während des Trainings Levodopa erhalten hatten. Ratten, die ohne diese chemische Unterstützung trainiert hatten, verliefen sich später leichter. Dagegen hatten beide Gruppen ursprünglich gleich schnell gelernt, wo die Belohnung zu finden war. Offenbar festigt Levodopa hier vor allem das Langzeitgedächtnis, folgern die Forscher (Reinholz et al. 2009) (siehe auch „Interview mit Stefan Knecht", auf S. 49).

Nicht zuletzt werden auch Naturheilmittel zweifelhafter Wirkung häufig von Menschen geschluckt, die hoffen, damit ihr geistiges Leistungsvermögen aufzubessern. **Ginkgo-Präparate** sollen die Blutversorgung des Gehirns steigern. Damit werde die Konzentrationsfähigkeit erhöht, depressive Stimmungen sollen vergehen. Oft wird das Mittel mit **Ginseng** kombiniert. Dieses Präparat aus der Ginseng-Wurzel soll nicht nur die Potenz steigern, sondern auch dem Gedächtnis auf die Sprünge helfen. Allerdings ist die Wirkungsweise unklar, und es gibt Hinweise auf schwere Nebenwirkungen, wie etwa Blutgerinnungsstörungen (Nagel und Stephan 2009).

Für das Denken erdacht – Lifestyledrogen für Superhirne

Bisher war vor allem von Medikamenten die Rede, die ursprünglich zur Behandlung diverser Krankheiten eingesetzt wurden. Fürs Hirndoping wurden sie sozusagen zweckentfremdet. Substanzen, die gezielt als Gedächtnispillen für Gesunde entwickelt wurden, sind noch nicht auf dem Markt. Doch das könnte sich ändern.

Seit etlichen Jahren angekündigt werden sogenannte **CREB-modulierende Substanzen,** die auf Erkenntnissen des Nobelpreisträgers und weltberühmten Gedächtnisforschers Eric Kandel basieren. Sein erklärtes Ziel: Pillen für ein besseres Erinnerungsvermögen. Dafür gründete Kandel, dessen Lebensgeschichte auch schon verfilmt wurde, 1996 gemeinsam mit einem anderen Nobelpreisträger, Walter Gilbert, das Unternehmen Memory Pharmaceuticals in New Jersey. Die hier entwickelten Substanzen sollten vor allem Patienten helfen, die an Demenzerkrankungen leiden, aber auch gegen die normale Altersvergesslichkeit wirken. Gesunde junge Menschen allerdings sollten lieber fleißig studieren, meint Kandel (Kandel 2007). Sein Konkurrent Tim Tully dagegen, der mit seinem Unternehmen Helicon Therapeutics ebenfalls CREB-Modulatoren entwickelt, hat als künftige Konsumenten auch gesunde Menschen im Auge, die beispielsweise schnell eine neue Sprache erlernen oder in kurzer Zeit ein Musikinstrument meistern möchten (Day 2004).

Die neuartigen Substanzen sollen in einen grundlegenden Mechanismus des Lernens eingreifen, für dessen Erforschung Kandel im Jahr 2000 den Nobelpreis erhielt – die Langzeitpotenzierung. Kandel fand heraus, wie zwei verbundene Nervenzellen, die gleichzeitig gereizt werden, sich durch diese Erfahrung verändern und ihre Verbindung stärker wird.

Für alle, die es genauer wissen wollen: Langzeitpotenzierung – durch gemeinsame Erfahrungen verbunden

Wenn zwei miteinander über Synapsen verschaltete Nervenzellen gleichzeitig mit hoher Frequenz elektrisch gereizt werden, verstärkt sich die Verbindung zwischen ihnen auf Dauer. Die nachgeschaltete Zelle reagiert daher in Zukunft stärker darauf, wenn von der vorausgehenden Zelle ein Signal eintrifft. Dies wird als ein zentraler Mechanismus des Langzeitgedächtnisses angesehen.

Das Ganze beruht darauf, dass der Botenstoff Glutamat, den solche Zellen verwenden, in der nachfolgenden Zelle dauerhafte Veränderungen auslöst, wenn er an einen bestimmten Rezeptor bindet – jedoch nur dann, wenn diese Zelle gleichzeitig elektrisch aktiviert ist. Es werden Rezeptormoleküle verändert und zusätzliche in die Zellmembran eingebaut, sodass sich die Empfänglichkeit für künftige Signale erhöht. Wenn die erste Zelle später erneut feuert, wird die zweite daher leichter darauf reagieren. Die synaptische Verbindung wird umso stärker, je häufiger das passiert. In einem Netzwerk miteinander verknüpfter Nervenzellen treten bestimmte Muster von elektrischer Aktivität fortan häufiger auf – eine Erinnerung festigt sich.

Die gemeinsame Aktivität von Nervenzellen setzt schließlich eine ganze Lawine biochemischer Ereignisse in Gang: Gene werden aktiviert, neue Eiweiße gebildet, die synaptischen Strukturen verändern sich, es wachsen neue Verbindungen zwischen den Nervenzellen. Eine zentrale Rolle spielt dabei ein Eiweißmolekül namens CREB (cAMP Response Element Binding Protein) (Kandel 2002). Wenn es gelingt, dieses Molekül zu beeinflussen, sollte man auch das Erinnerungsvermögen stärken können, glauben die Forscher. Zumindest bei Ratten, Mäusen und Taufliegen konnten sie in der Tat bemerkenswerte Verbesserungen des Gedächtnisses nachweisen, wenn die CREB-Produktion gesteigert wurde (zum Beispiel Diederich et al. 2009). Die Idee, diesen Mechanismus auch für Menschen nutzbar zu machen, ist das Ziel von Unternehmen wie Memory Pharmaceuticals und Helicon Therapeutics. Bisher aber ist nichts daraus geworden. Die Kandel-Firma wurde 2008 für 50 Millionen Dollar an Roche verkauft (Roche 2008); Helicon verschmolz 2012 mit Dart NeuroScience. Die seit Jahren angekündigten Durchbrüche bei den neuen Gedächtnispillen lassen weiterhin auf sich warten.

Als – nun schon etwas bejahrte – Hoffnungsträger des Neuro-Enhancements gelten auch die **Ampakine**. Sie wirken auf sogenannte AMPA-Rezeptoren in der Membran von Nervenzellen und verstärken dort die Wirkung des Botenstoffs Glutamat. Auf diese Weise sollen sie das Lernen und Gedächtnis fördern. Zumindest zeigten Laborversuche, dass Ampakine die Langzeitpotenzierung fördern – also einen grundlegenden Mechanismus des Gedächtnisses. Auch in Tierversuchen verbesserten sie Gedächtnisleistungen (Staubli et al. 1994, Lynch et al. 2011).

Allerdings gibt es derzeit nur sehr kleine Studien, die diese Effekte auch bei Menschen bestätigen. So steigerte eine solche Substanz (Farampator) bei älteren Menschen das kurzzeitige Lernvermögen – wer das Mittel nahm, erzielte bei einigen Tests bessere Ergebnisse. Zugleich aber verschlechterte sich bei anderen Aufgaben der langfristige Lernerfolg: Als es galt, Listen mit Wörtern nach einer halben Stunde zu wiederholen, schnitten die Teilnehmer besser ab, die keine „Gedächtnispillen" genommen hatten. Auch traten als Nebenwirkungen des Mittels Kopfschmerzen, Schläfrigkeit und Übelkeit auf (Wezenberg et al. 2007).

Schon seit Ende der Achtzigerjahre strebt das US-Unternehmen Cortex Pharmaceuticals danach, Ampakine als Mittel zur Steigerung der Gedächtnisleistung auf den Markt zu bringen – bisher allerdings ohne Erfolg. Wer sich die aktuelle Webseite des Unternehmens ansieht und dort auf „Product Pipeline" klickt (http://www.cortex-pharm.com/product/index.html; 24.09.2013), findet ausschließlich Ampakine in der Entwicklung, die gegen Atemstörungen, wie die Schlafapnoe, helfen sollen. Gleichwohl wird eine prinzipielle Wirksamkeit der Ampakine bei der Verbesserung des Gedächtnisses sowie gegen diverse Erkrankungen von Autismus über Alzheimer bis zum Fragilen-X-Syndrom, Schizophrenie und Depressionen behauptet (http://www.onemedplace.com/database/list/cid/187/#; 24.09.2013). Doch statt die angekündigten Durchbrüche zu erzielen, schreibt das Unternehmen Cortex hohe Verluste.

Auf die AMPA-Rezeptoren soll auch das Medikament **Piracetam** Einfluss nehmen, dessen genaue Wirkungsweise jedoch unklar ist. Es wird bei altersbedingten Demenzerkrankungen und anderen kognitiven Störungen verordnet, beispielsweise auch bei Kindern mit Lese- und Rechtschreibschwächen (Legasthenie). Obwohl das Präparat seit den Siebzigerjahren verwendet wird, gibt es keine hochwertigen Studien, die seinen Nutzen bei Demenzerkrankungen oder anderen kognitiven Störungen belegen (Flicker und Grimley Evans 2008). In einschlägigen Foren wird Piracetam darüber hinaus Gesunden als angeblich nebenwirkungsfreie „Smart Drugs", also „schlaue Pillen", angepriesen (http://smartdrugsforthought.com/what-is-piracetam; 01.03.2013).

Eine Vielzahl weiterer Substanzen wird derzeit daraufhin untersucht, ob sie das Denkvermögen verbessern oder wenigstens dessen Schwund im Alter stoppen können. Bisher aber werden die meisten dieser Stoffe allenfalls in Tierversuchen erprobt, wie eine Anfang 2013 erschienene Sonderausgabe der Zeitschrift „Neuropharmacology" zum Thema „Cognitive Enhancers" deutlich macht (http://www.sciencedirect.com/science/article/pii/S0028390812004133; 15.09.2013).

Wie es mit der rechtlichen Situation neuartiger Gedächtnisverstärker aussehen wird, wenn sie nicht der Behandlung kranker Menschen dienen, ist unklar. Ein Zulassungsverfahren für Substanzen, die nicht als Medikamente deklariert sind, sondern nur den Normalzustand des Denkvermögens aufbessern sollen, gibt es nicht. Und so gilt zunächst: Was nicht verboten ist, ist erlaubt. Nur wenn sie als Suchtmittel in das Betäubungsmittelgesetz aufgenommen werden, können bedenkliche Substanzen rechtlich vom legalen Markt verbannt werden. Ein Schlupfloch, das sich heute schon Hersteller synthetischer Partydrogen zunutze machen – für eine ganz eigene Version der Geschichte von Hase und Igel: Es werden immer neue Varianten berauschender Substanzen hergestellt, die erst durch ein explizites Verbot illegal und dann alsbald durch neue Drogen ersetzt werden.

Neuartige Mittel für das Hirndoping könnten aber auch auf einem anderen Weg in den legalen Verkauf kommen – als Medikamente für Zustände, die ganz neu als Krankheit definiert werden. Denn was heißt schon „normal"? Zumal die Übergänge fließend sind: Was heute noch als leichte Schusseligkeit gilt oder als normale Aufregung vor einer Prüfung, könnte künftig zum Symptom eines behandlungsbedürftigen Leidens erklärt werden. Andere Fächer der Medizin machen es vor: Immer niedriger sinken beispielsweise die offiziellen Werte für einen „normalen" Blutdruck, sodass eine wachsenden Zahl von Menschen zu Hochdruckpatienten wird und Blutdrucksenker verschrieben bekommt (Bartens 2011). Es erscheint durchaus vorstellbar, dass künftig Gedächtnistests und andere Inspektionen der mentalen Fitness definieren werden, was noch als normale geistige Leistungsfähigkeit gilt. Wer beim Hirn-TÜV kleine Schwächen aufweist, könnte dann die Smart Pills, also Denkverstärker, verschrieben bekommen.

Vorsicht illegal

Illegale Drogen haben gelegentlich eine ganz unschuldig klingende Vergangenheit. Bekanntlich kam auch Heroin Ende des 19. Jahrhunderts zunächst als Hustenmittel auf den Markt. Amphetamine wurden seit 1930 als Mittel gegen Schnupfen verkauft. Bald schluckte man sie auch als Asthmamittel, als Appetitzügler bei Übergewicht, gegen Heuschnupfen, Depressionen und Impotenz. Nachdem die anregende und euphorisierende Wirkung offenbar wurde, nutzten mehrere Staaten im Zweiten Weltkrieg Amphetamine für ihre Soldaten (siehe Kapitel 5). Heute wird vor allem in den USA ein Amphetamin unter dem Namen Adderall Kindern mit Aufmerksamkeitsstörungen verordnet. Die Wirkung der Droge beruht darauf, dass sie die Ausschüttung der Botenstoffe Noradrenalin und Dopamin erhöht.

Weltweit sind **Amphetamine** (wie Speed) und die chemisch eng verwandten Methamphetamine (zum Beispiel Crystal Meth) als Rauschmittel ein wachsendes Problem. In Deutschland fallen Amphetamine unter das Betäubungsmittelgesetz; Handel und Besitz sind daher strafbar, wie in den meisten anderen europäischen Ländern auch. Wer die Drogen dennoch schluckt oder schnupft, kommt nicht nur mit dem Gesetz in Konflikt, er geht auch erhebliche Risiken ein: Die Nebenwirkungen reichen von Herzrasen über Angstzustände bis zu schweren Psychosen (Deutsche Hauptstelle für Suchtfragen 2009). Bei Kindern können Amphetamine außerdem das Wachstum beeinträchtigen, warnt der Beipackzettel des Medikaments Adderall (http://web.archive.org/web/20070819125008/http://www.adderallxr.com/assets/pdf/prescribing_information.pdf; 03.03.2013). Wer längere Zeit Methamphetamine nimmt, erhöht sein Risiko für Psychosen um das Fünffache, ergab eine Studie in Australien (McKetin et al. 2013). Längerfristiger Amphetamin-Konsum schädigt wahrscheinlich das Hirngewebe.

Es kann also keine Rede davon sein, dass Amphetamine auf Dauer geistig fitter machen. Allerdings halten sie wach und vermitteln zumindest den Eindruck, man könne unter ihrem Einfluss mehr leisten. Aus diesem Grund werden Amphetamine in einem Blog von Studierenden unter den Top Ten der Cognitive Enhancer genannt (http://stud-blog.de/?p=94; 03.03.2013). Der „lebensgefährliche Brain-Booster Adderall®" – auf Deutsch: Hirnverstärker – werde „bei gestressten Studierenden immer begehrter, um damit lang andauernde Konzentration sicher zu stellen", heißt es dort.

Eine jahrtausendealte Tradition hat das Kauen von Cocablättern in den südamerikanischen Anden-Regionen. Es dient nicht nur als Rauschmittel, sondern auch für vielfältige Zwecke in der Volksmedizin, beispielsweise als Schmerzmittel, als Arznei bei Verdauungsstörungen oder gegen die Höhenkrankheit. Auch soll es die Sauerstoffaufnahme ins Blut fördern. Den laufenden Boten des Inkareichs ermöglichte es als frühes Dopingmittel, Höchstleistungen bei der Bewältigung langer Strecken im Hochgebirge zu erbringen. Abbauprodukte des Cocas wurden selbst in den Haaren jahrtausendealter Mumien gefunden. (Informationszentrale gegen Vergiftungen http://www.gizbonn.de/index.php?id=754; 24.09.2013).

Im 19. Jahrhundert wurde in Europa das berauschende Alkaloid **Kokain** aus der Cocapflanze isoliert und galt bald als beliebte Droge vor allem in Künstlerkreisen. Das Schnupfen des weißen Pulvers macht euphorisch, wach und aufmerksam, angstfrei und über alle Maßen selbstbewusst. Mit diesen Eigenschaften wurde Kokain mittlerweile zum Rauschmittel der Wahl für ständig gestresste Banker. Am Finanzplatz London soll der Kokskonsum im Zuge der Finanzkrise derart angestiegen sein, dass das wieder ausgeschiedene Gift sogar die Themse belastet: Täglich rund zwei Kilogramm Kokain sollen demnach in das Flusswasser gelangen – das entspricht 80.000 „Linien" der Droge (Oldag 2011). Dass das Rauschgift den Bankern zu besonders intelligenten Entscheidungen bei ihren Finanztransaktionen verholfen hat, lässt sich indes nicht feststellen.

Die Wirkung des Rauschmittels beruht darauf, dass die Botenstoffe Dopamin, Noradrenalin und Serotonin an den Synapsen – den Schaltstellen zwischen den Nervenzellen – verzögert wieder aufgenommen werden. Dadurch verstärkt sich die Wirkung dieser Botenstoffe, das zentrale Nervensystem wird stimuliert. Die Folge ist eine erhöhte Aufmerksamkeit. Pulsfrequenz, Blutdruck, Körpertemperatur und Atemfrequenz steigen – und zugleich auch die Stimmung des Konsumenten. Er fühlt sich hellwach, leistungsfähig und kreativ. Es entsteht eine psychische Abhängigkeit, die Persönlichkeit verändert sich hin zu einem antisozialen, reizbaren Verhalten. Nach Abklingen des euphorischen Stadiums folgen oft Niedergeschlagenheit und Angstzustände. Zu den körperlichen Nebenwirkungen gehören Schädigungen der Blutgefäße und der inneren Organe, verminderte Abwehrkräfte und starker Gewichtsverlust (Deutsche Hauptstelle für Suchtfragen http://www.dhs.de/suchtstoffe-verhalten/illegale-drogen/kokain.html; 25.09.2013). Da der Süchtige immer höhere Dosen für die gewünschte Hochstimmung benötigt, steigt auch das Risiko einer tödlichen Überdosierung.

Tabelle 1: Hirndoping – von alten Bekannten und Zukunftsvisionen

Frei verkäufliche Muntermacher					
	Wirkung als Medikament	Erwartete Neuroenhancement-Effekte	Nachweis von Neuroenhancement-Effekten	Nebenwirkungen*	Mechanismus	Quellen
Koffein (Kaffee, Tee, Tabletten)	in Genussmitteln enthalten; in höherer Konzentration (Tabletten) apothekenpflichtiges Stimulans	anregende Wirkung, gesteigerte Wachheit	verringert Ermüdungserscheinungen; anregende Wirkung auf Aufmerksamkeit und Konzentrationsvermögen, Antrieb und Stimmung; Reaktionszeiten verkürzt; verbesserte Fahrtüchtigkeit; wahrscheinlich Verschiebung kognitiver Fähigkeiten zugunsten von Reflexhandlungen; vermutlich andere kognitive Fähigkeiten (z. B. visuellmotorische Koordination) beeinträchtigt	Steigerung der Herzfrequenz, Schlaflosigkeit, innere Unruhe, Magen-Darm-Beschwerden, Reizbarkeit, Kopfschmerzen, Muskelzittern	Koffein hat eine ähnliche Struktur wie Adenosin und besetzt daher im Hirn dieselben Rezeptoren. Daher kann Adenosin, das sich nach längerer Aktivität der Nervenzellen anhäuft, nicht das Signal übermitteln, die Aktivität zu reduzieren – die Nervenzellen arbeiten weiter, der Organismus bleibt länger wach. Koffein fördert zudem die Ausschüttung des Stresshormons Adrenalin und verlängert dessen Wirkung.	Sauter und Gerlinger 2012 Ker et al. 2010 Sharwood 2013 Elmenhorst et al. 2012

B-Vitamine	in Lebensmitteln natürlich enthaltene Mikronährstoffe oder Zusatzstoffe zu Lebensmitteln, mit Ausnahme von Vitamin B6 keine Arzneimittel	erhöhte geistige Leistungsfähigkeit, Hilfe bei der Bewältigung von belastenden Situationen (z. B. Prüfungsängsten); Vitamin B1 in der Werbung auch als „Moral-Vitamin" bezeichnet	Neuro-Enhancement-Effekte bei Gesunden nicht durch Studien nachgewiesen; zulässig ist für Vitamin B1 die Werbeaussage: „unterstützt die normale Funktion des Nervensystems"; Vitamin B9 (Folsäure): Bei älteren Menschen verbesserte sich in einer Studie das Gedächtnis.	Vitamin B1, B12: keine bekannt; Vitamin B6: bei hoher Dosierung neurotoxische Effekte möglich; Vitamin B9 (Folsäure): Hinweise auf eine evtl. mögliche Erhöhung des Krebsrisikos	diverse unterschiedliche Wirkungen der einzelnen B-Vitamine	Sauter und Gerlinger 2012 Wien et al. 2013
Ginkgo biloba	Behandlung von Gedächtnis- und Konzentrationsstörungen, vor allem im Alter oder bei beginnender Demenz	Verbesserung des Gedächtnisses und des Lernvermögens	keine Wirkung zuverlässig nachgewiesen	Blutungen an inneren Organen (vor allem bei gleichzeitiger Einnahme von gerinnungshemmenden Arzneimitteln); Allergien, leichte Magen-Darm-Beschwerden, Kopfschmerzen, Schwindel	Ginkgo-Präparaten wird antioxidierende Wirkung zugeschrieben.	Sauter und Gerlinger 2012 IQWiG 2008 Birks und Grimley Evans 2009 Normann et al. 2010

»

mehrfach ungesättigte Fettsäuren	Nahrungsergänzungsmittel; behauptet werden diverse gesundheitsfördernde Eigenschaften (z.B. für das Herz-Kreislauf-Systems und das Gedächtnis)	Förderung des Lernvermögens, Steigerung der geistigen Fitness	Omega-3-Fettsäuren unterstützen normale Hirnfunktionen. Bei Mangelzuständen evtl. positive Effekte; keine Studien, die die Wirkung auf das Denkvermögen Gesunder belegen.	bei hohen Aufnahmemengen: erhöhter Cholesterinspiegel, Beeinträchtigung der Immunabwehr, insbesondere bei älteren Menschen, sowie erhöhte Blutungsneigung	Postuliert werden Effekte auf die Signalübertragung mittels des Botenstoffs Dopamins, auf die Signalübertragung innerhalb den Zellen sowie auf die Bildung von Synapsen. Nachweise fehlen.	Sauter und Gerlinger 2012 Bundesinstitut für Risikobewertung 2009
Tyrosin	Nahrungsergänzungsmittel	bessere Bewältigung von Stress, erhöhte kognitive Leistungen	leichte Verbesserung kognitiver Fähigkeiten beobachtet, jedoch nur sehr geringer Effekt; keine Belege, dass Tyrosin kognitive Fähigkeiten in relevantem Maße steigern kann; keine Hinweise, dass die in Europa normal mit der Nahrung aufgenommenen Mengen nicht ausreichen.	Studien zu Nebenwirkungen nicht auffindbar; in Internetforen Berichte beispielsweise über Kopfschmerzen, Sodbrennen, Angst, Schlaflosigkeit	Ausgangssubstanz für Levodopa, das im Körper zu Dopamin und dieses dann zu Adrenalin und Noradrenalin umgebaut wird.	Sauter und Gerlinger 2012 Williams et al. 2008 EFSA 2011 http://fragenantworten.info/Ernahrung-Fitnessnahrung/Was-sind-L-Tyrosin-Nebenwirkungen.php; 13.10.2012.

Nur auf Rezept: verschreibungspflichtige Medikamente

Methylphenidat (Ritalin®, Medikinet®, Concerta®)	Behandlung von ADHS bei Kindern, Jugendlichen und Erwachsenen; unterliegt der Betäubungsmittelverordnung	erhöhte Wachheit, verbesserte Aufmerksamkeit, verkürzte Reaktionszeiten	Hinweise auf gesteigerte Wachheit, subjektives Gefühl gesteigerter Leistungsfähigkeit; positiver Effekt auf Gedächtnis, v. a. bei Personen mit einem schwachen Arbeitsgedächtnis, neueren Studien zufolge in der Summe keine Hinweise auf eine Leistungssteigerung	Kopfschmerzen, Nervosität, Schlaflosigkeit unregelmäßiger Herzschlag; Stimmungsschwankungen, Persönlichkeitsveränderungen, Gelenkschmerzen, trockener Mund, erhöhte Temperatur, verminderter Appetit, hoher Blutdruck, Überaktivität, Aggressivität, Erregtheit, Ängstlichkeit, depressive Stimmung, Reizbarkeit, Schlafstörungen, Suizidgedanken, Halluzinationen, psychotische Symptome; keine belastbaren Aussagen über Abhängigkeitspotenzial und Toleranzentwicklung bei gesunden Menschen	Amphetaminähnliche Substanz, hemmt die Wiederaufnahme von Noradrenalin und Dopamin in den Synapsen; dadurch erhöhte Konzentration dieser Botenstoffe im synaptischen Spalt, wenn die Nervenzellen aktiv sind.	Sauter und Gerlinger 2012 Repantis et al. 2010 McKetin et al. 2013

»

| Modafinil (Vigil®, Provigil®, Modasomil®) | Behandlung von Narkolepsie; für alle anderen Indikationen Zulassung 2011 von der Europäischen Arzneimittelagentur entzogen; im Sport verbotenes Dopingmittel. | verbesserte geistige Leistungsfähigkeit, erhöhte Wachheit und Aufmerksamkeit, geringeres Schlafbedürfnis | erhöht Wachheit und Gedächtnisleistungen, v. a. nach Schlafentzug; bessere visuelle Aufmerksamkeit bei schlechter Ausgangsleistung; bei guter Ausgangsleistung eher Verschlechterung; Effekte auf Wachheit ähnlich wie Koffein; zu sonstigen Effekten widersprüchliche Ergebnisse: z. T. verbessertes Arbeitsgedächtnis, Aufmerksamkeit nach mehrfacher Einnahme eher verschlechtert, bei Entscheidungsleistungen Verschlechterung. | Kopfschmerzen, Schwindelgefühle, Übelkeit, Schlafstörungen, Brustschmerzen, Erröten, Appetitverlust, Bauchschmerzen, Verdauungsstörungen, verschwommenes Sehen, erhöhte Leberenzymwerte, Rücken-, Nacken-, Gelenkschmerzen, Anschwellen von Füßen und Händen, Muskelprobleme, Verlust des sexuellen Verlangens; möglicherweise Suchtpotenzial, psychische Abhängigkeit | Wirkmechanismen nicht mit Sicherheit geklärt; steigert vermutliche die Aktivität der stimulierenden Botenstoffe Dopamin und Noradrenalin; verringert die Aktivität des dämpfenden Botenstoffs Gamma-Aminobuttersäure (GABA); aktiviert vermutlich über das Schlaf-Wach-Zentrum die Hirnrinde. | Lieb 2010, Ker et al. 2010 Sauter und Gerlinger 2012 Deutsche Hauptstelle für Suchtfragen 2011 Repantis et al 2010 Müller et al. 2013 |

Levodopa	Behandlung von Krankheiten mit Dopamin-Mangel, v. a. Parkinson-krankheit	verbessertes Gedächtnis	verbessert unter Versuchsbedingungen z. B. das Erlernen neuer Wörter, verbesserte Lernleistungen im Tierversuch.	Übelkeit, Erbrechen, Durchfall, verminderter Appetit; Depressionen, Schlafstörungen, Bewegungsstörungen, unregelmäßiger Herzschlag, niedriger Blutdruck, Kopfschmerzen, Mundtrockenheit, geändertes Geschmacksempfinden, Sinnestäuschungen, Ängstlichkeit; Schnupfen, Bronchitis, und andere Infektionen	Vorstufe des Botenstoffs Dopamin, wird zu Dopamin umgesetzt, daraus werden Adrenalin und Noradrenalin gebildet; wirkt daher Dopaminmangel entgegen.	Knecht et al. 2004 Reinholz 2009 Sauter und Gerlinger 2012
Tolcapon (Tasmar®)	Behandlung von genetisch bedingt zu raschem Dopamin-Abbau bei einigen Parkinson-patienten, ergänzende Behandlung zu Levodopa	Verbesserung kognitiver Fähigkeiten	Erste kleine Studien deuten darauf hin, dass sich bei Menschen mit einer bestimmten genetischen Konstellation (starke Aktivität eines Dopamin-abbauenden Enzyms) das Arbeitsgedächtnis und die Informationsverarbeitung verbessern.	möglicherweise: psychiatrische Erkrankungen und Erkrankungen des Nervensystems, Gefäßerkrankungen, Magen-Darmerkrankungen; selten: akute, möglicherweise tödliche Leberschäden	hemmt ein Enzym, das Dopamin inaktiviert und verhindert so ein übermäßiges Absinken der Dopamin-Konzentration.	Sauter und Gerlinger 2012 Apud et al. 2007 Giakoumaki et al. 2008

»

Acetylcholinesterasehemmer: Donepezil, Rivastigmin, Galantamin	Behandlung von leichten bis mittelschweren Demenzerkrankungen; Rivastigmin auch bei Parkinsonerkrankungen eingesetzt	Verbesserung kognitiver Leistungen, insbesondere der Lernfähigkeit und des Gedächtnisses	widersprüchliche Studienergebnisse: bessere Leistungen von Piloten im Flugsimulator unter Donezepil, teils Hinweise auf kleine Verbesserungen bestimmter Gedächtnisleistungen, z. B. des episodischen Gedächtnisses, teils auch Verschlechterungen des Lernvermögens; keine eindeutigen Belege für verbesserte Gedächtnisleistungen	Durchfall, Übelkeit, Bauchbeschwerden, Kopfschmerzen, Appetitlosigkeit, Ruhelosigkeit, Wahnvorstellungen, aggressives Verhalten, Ohnmachtsanfälle, Schwindel, Schlaflosigkeit, Juckreiz, Hautausschlag, Muskelkrämpfe, Harninkontinenz, Müdigkeit, Schmerzen, Fallneigung	Hemmung des Enzyms Acetylcholinesterase, dadurch verlängerte Wirkung des Botenstoffs Acetylcholin in den Synapsen	Sauter und Gerlinger 2012 Deutsche Hauptstelle für Suchtfragen 2011 Husain und Mehta 2011
Memantine	Behandlung von mittelschwerer bis schwerer Alzheimer-Demenz	Verbesserung kognitiver Leistungen, insbesondere der Lernfähigkeit und des Gedächtnisses	keine Belege für verbesserte Gedächtnisleistungen	Bluthochdruck, Kopfschmerzen, Schläfrigkeit, Schwindel, Verstopfung	Antagonisten bestimmter Empfängermoleküle für Botenstoffe, (Glutamatrezeptoren vom N-Methyl-D-Aspartat-Typ)	Sauter und Gerlinger 2012 Deutsche Hauptstelle für Suchtfragen 2011 Franke und Lieb 2010

	Anwendung	Erwartete Wirkung	Tatsächliche Wirkung	Nebenwirkungen	Wirkungsmechanismus	Quellen
Piracetam	Behandlung der Symptome von Demenzerkrankungen, Behandlung von Konzentrationsstörungen und Antriebsmangel, unterstützende Behandlung von Legasthenie	Verbesserung des Gedächtnisses, Anregung des Sprachzentrums im Gehirn	dauerhafte Wirkung umstritten, ungenügende Belege für die Wirksamkeit	Nervosität, Aggressivität, Schlafstörungen, Depressionen, Übelkeit, Erbrechen, Übermäßige Bewegungsaktivität (Hyperkinesie), Angststörungen, Aggressivität	Wirkungsmechanismen nicht endgültig geklärt, vermutlich Verbesserung der Sauerstoff- und Energieversorgung von Zellen, Beeinflussung von AMPA-Rezeptoren in der Membran von Nervenzellen (siehe Ampakine)	DAK 2009a, 2009b Flicker und Grimley Evans 2008 http://www.apotheken-umschau.de/do/extern/medfinder/medikament-arznei-mittel-information-Piracetam-AL-1200-Filmtabletten-A25229.html
Beta-blocker z. B. Metoprolol	zur Behandlung von Bluthochdruck, verschiedenen Herzkrankheiten, Angstzuständen und Migräne	verbesserte Leistungen durch Bekämpfung von Lampenfieber, verbesserte Feinmotorik	vermindern Angstsymptome wie Herzklopfen oder Zittern, keine gezielte Verbesserung von kognitiven Fähigkeiten nachgewiesen	Müdigkeit, depressive Verstimmungen, Schwindel, Verwirrtheit, Kopfschmerzen, Schlafstörungen und Alpträume und Halluzinationen.	binden an spezifische Rezeptoren von Noradrenalin und Adrenalin, dadurch wird die Wirkung	Lieb 2010 Sauter und Gerlinger 2012 DAK 2009a, 2009b

»

	Vorbeugung von posttraumatischen Belastungsstörungen			Magen-Darm-Beschwerden, Verlangsamung des Herzschlags, akute Verkrampfungen der Luftwege, Asthmaanfälle	dieser „Angsthormone" abgeschwächt und das sogenannte adrenerge Stresssystem des Körpers blockiert.	Lieb 2010, Kerr et al. 2010, Sauter und Gerlinger 2012 Deutsche Hauptstelle für Suchtfragen 2011 DAK 2009a, 2009b Repantis et al. 2009
Serotonin-Wiederaufnahme-Hemmer (SSRI), z.B. Fluoxetin (Handelsname Prozac®), Paroxetin, Citalopram, Sertralin, Escitalopram	Behandlung von Depressionen, Angsterkrankungen, Zwangsstörungen, posttraumatischen Belastungsstörungen etc.	Stimmungsaufhellung, Verbesserung des psychischen Wohlbefindens	widersprüchliche Studienergebnisse, bei Gesunden keine eindeutigen Belege für Verbesserung der Stimmung oder kognitiver Fähigkeiten (Aufmerksamkeit Reaktionszeiten) oder des Gedächtnisses	Übelkeit, Mundtrockenheit, Appetitlosigkeit, Magen-Darm Beschwerden, Geschmacksveränderungen, Schluckbeschwerden, Kopf- und Gliederschmerzen, Schlaflosigkeit, Nervosität, Müdigkeit, Angst- und Schwindelgefühle, Zittern, Benommenheit, Störungen der Sexualfunktion, Suchtrisiko, Unruhe, Ängste, Verwirrtheit, Gewichtsabnahme	verzögert die Wiederaufnahme des Botenstoffs Serotonin, dadurch erhöhte Konzentration von Serotonin im synaptischen Spalt	

Zukunftsmusik

Ampakine	Untersucht wird die Wirksamkeit bei verschiedenen psychiatrischen Indikationen, sowie bei Alzheimer und Parkinson.	Verlängerung der Aufmerksamkeitsspanne, erhöhte Wachheit, Verbesserung von Lernen und Gedächtnis	in Tierversuchen verbesserte Gedächtnisleistungen. Eine Substanz (Farampator) verbesserte in einer kleinen Studie bei älteren Menschen das Kurzzeitgedächtnis, verschlechterte aber z.T. das Langzeitgedächtnis. insgesamt erst unzureichend untersuchte Substanzklasse	bei Farampator: Kopfschmerzen, Schläfrigkeit, Übelkeit	Modulation bestimmter Empfängermoleküle für Botenstoffe (glutamaterge AMPA-Rezeptoren), verstärkte Erregungsübertragung, dadurch Förderung der Langzeitpotenzierung im Hippocampus; durch einige Ampakine erhöhte Konzentration von Wachstumsfaktoren im Gehirn	Sauter und Gerlinger 2012 Wezenberg et al. 2007 Normann et al. 2010 Quednow 2010

»

CREB-Modulatoren	Behandlung von Alzheimer und anderen Demenzerkrankungen sowie Depressionen	Verbesserung des Gedächtnisses	in Tierversuchen z.T. verbesserte Lernfähigkeit; keine Daten für Effekte beim Menschen		Beeinflussen den Transkriptionsfaktor CREB ("cAMP response element binding protein"), der für die Ausbildung des Gedächtnisses eine Rolle spielt.	Sauter und Gerlinger 2012 Diederich et al. 2009
Achtung, illegal!						
Kokain	illegale Droge, in Südamerika und historisch auch in Europa als Schmerzmittel eingesetzt, wird in der Volksmedizin der Andenstaaten verwendet.	gesteigerte Aufmerksamkeit und Wachheit, Erhöhung der Konzentrationsfähigkeit, gesteigerter Antrieb	Euphorie, erhöhte Aufmerksamkeit, und Wachheit, bewirkt ein überhöhtes Selbstvertrauen, Angstfreiheit, gesteigerter Antrieb.	Suchtgefahr, führt rasch zur psychischen Abhängigkeiten; Kopfschmerzen, Bluthochdruck, Tachykardie (beschleunigter Herzschlag), weite, lichtstarre Pupillen. Bei Überdosierung Herzrhythmusstörungen, Sauerstoffminderversorgung von Herz und Darm, Herzversagen, Herz-	verzögert in den Synapsen die Wiederaufnahme der Botenstoffe Dopamin, Serotonin und Noradrenalin, dadurch massive Stimulation des zentralen Nervensystems	Giftzentrale Universität Bonn Deutsche Hauptstelle für Suchtfragen http://www.dhs.de/suchtstoffe-verhalten/illegale-drogen/kokain.html; 25.09.2013

Amphetamine, *Methamphetamine, z.B.* Pervitin, Adderall, „Crystal", „Meth"	In den USA ist Adderall zur Behandlung des ADHS zugelassen, in Deutschland nicht. Pervitin ist in Deutschland nicht verschreibungsfähiges Betäubungsmittel, 1988 vom Markt genommen; „Crystal", „Meth" und ähnliche Substanzen sind illegale Drogen.	unterdrücken Müdigkeit, Hungergefühl und Schmerz, Steigerung der Leistungs- und Konzentrationsfähigkeit, insbesondere beim Militär und als (verbotene) Dopingmittel beim Sport eingesetzt.	Verbesserung von Aufmerksamkeit und Verkürzung der Reaktionszeit, vor allem nach Schlafdefizit und/oder bei Personen mit schwachem Arbeitsgedächtnis. In anderen Fällen z.T. verschlechterte Leistungen.	infarkt, Schlaganfall, Hirnblutungen, Nierenversagen, Angstzustände, paranoide Psychose, erhöhte Selbstmordgefahr — hohes psychisches und körperliches Suchtpotenzial; in höheren Dosen: lebensbedrohlicher Bluthochdruck, Herzrhythmusstörungen, Angstzustände, Psychosen, Zahnausfall	blockieren in den Synapsen die Transporter für die Botenstoffe Noradrenalin und Dopamin, sodass diese Botenstoffe verstärkt wirken. Außerdem wird die Freisetzung von Dopamin erhöht. Amphetamine aktivieren so die Wachheit und das „Belohnungssystem" im Gehirn.	Sauter und Gerlinger 2012; Franke und Lieb 2010; McKetin et al. 2013

*Nebenwirkungen sind beispielhaft genannt, es handelt sich nicht um eine vollständige Aufzählung.

„Keine Patentlösung für Bildungsprobleme"
Interview mit Prof. Dr. Stefan Knecht, Neurologe
an der St. Mauritius Therapieklinik Meerbusch

Sie arbeiten mit Ihrem Team seit langem daran, die Lernfähigkeit von Menschen mit Methoden des Neuro-Enhancements zu verbessern – streben Sie nach der Gedächtnispille für jedermann?

S. Knecht:
Unser primäres Ziel ist nicht eine Pille für lernschwache oder besonders ehrgeizige Schüler, sondern wir wollen Menschen helfen, die durch einen Schlaganfall oder eine Demenzerkrankung schwer beeinträchtigt sind, etwa an Sprachverlust oder Gedächtnisstörungen leiden. Ihnen wollen wir es erleichtern, verlorene Fähigkeiten neu zu erlernen und ihr Gedächtnis zu trainieren. In Deutschland erleiden mehr als 200.000 Menschen pro Jahr einen Schlaganfall. Vor allem für sie erscheinen uns Neuro-Enhancement-Verfahren aussichtsreich. Denn auch wenn bestimmte Hirnstrukturen zerstört sind, können andere Hirnbereiche deren Aufgaben übernehmen – das Gehirn ist glücklicherweise so aufgebaut, dass es auf verschiedenen Wegen zum selben Ziel gelangen kann. Darüber hinaus hoffen wir, dass auch Menschen mit Demenzerkrankungen oder dem Parkinsonsyndrom von unseren Forschungsergebnissen profitieren können. Da es hier um die Therapie schwerer Erkrankungen geht, sind auch mäßige Risiken und Nebenwirkungen vertretbar. Für Gesunde, die nur ihre Leistungen aufbessern wollen, stellt sich diese Frage natürlich anders. Sie müssen sich bewusst sein, dass sich ihre Leistungen durch die Einnahme von Medikamenten steigern, möglichweise aber auch verschlechtern können. Und: Auch falsch Gelerntes haftet womöglich hartnäckiger im Gedächtnis.

Sie entwickeln verschiedene Verfahren, um das Lernvermögen zu verbessern: mit dem Medikament Levodopa oder durch elektrische Stimulation. Warum verfolgen Sie so unterschiedliche Ansätze?

S. Knecht:
Grundsätzlich gibt es zwei unterschiedliche Neuro-Enhancement-Strategien, die wir im Interesse unserer Patienten nutzen und möglicherweise auch kombinieren wollen. Man kann einerseits direkt dort die Mechanismen des Lernens verbessern, wo die geistige Arbeit im Gehirn stattfindet: in der Großhirnrinde. Wenn wir beispielsweise das sogenannte Broca-Areal elektrisch stimulieren – einen Bereich der Hirnrinde, der an der Sprachverarbeitung beteiligt ist –, erlernen Versuchspersonen eine künstliche Grammatik leichter. Andererseits kann man Gebiete im Hirnstamm beeinflussen, die entscheidend sind für Lernbereitschaft und Lernvermögen, indem sie beispielsweise Wachheit, Aufmerksamkeit und die Reaktion auf Belohnungen steuern. Sie senken die Schwelle für die Bildung von Verknüpfungen in der Hirnrinde und nehmen so Einfluss auf das Lernen. Hier setzen Medikamente wie Levodopa an, die das Belohnungssystem im Gehirn stärken. Versuchspersonen, die beim Lernen Levodopa einnahmen, konnten sich beispielsweise Vokabeln besser merken. Ein anderes Beispiel sind Substanzen, die den Acetylcholin-Spiegel und damit die Aufmerksamkeit erhöhen. Solche biochemischen Vorgänge im Hirnstamm sind es auch, die das Lernen in bestimmten Situationen erleichtern. Besonders aufnahmefähig sind Menschen beispielsweise, wenn sie romantisch verliebt sind oder nach intensiver Bewegung. Derzeit untersuchen wir, wie solche Stimmungen und Situationen das Lernen fördern können. Zugegeben – Verliebtheit lässt sich kaum experimentell erzeugen; aber wie sportliche Aktivität sich auf die Leistungen von Schülern auswirkt, untersuchen wir derzeit in einer großen Versuchsreihe.

Demnach kann man also das Lernen verbessern. Da stellt sich doch die Frage: Warum hat die Evolution ein Gehirn hervorgebracht, das nicht bestmöglich arbeitet?

S. Knecht:
Vielleicht ist das gar nicht so, möglicherweise ist das System insgesamt doch optimal ausgelegt. Schließlich kostet

Lernen viel Energie, und eine übermäßige Aufnahme von Informationen kann auch hinderlich sein. Denken Sie etwa an bestimmte Formen des Autismus: Betroffene können sich eine Unmenge von Details merken, etwa ganze Stadtpläne, und haben doch Probleme, im Leben zurechtzukommen. Genauso wie wir vieles aufnehmen und lernen müssen, ist es auch wichtig, unwichtige Informationen auszublenden und negative oder gar traumatische Erlebnisse zu überwinden. Wer ständig alle jemals gemachten Erfahrungen in allen Einzelheiten präsent hat, hat ein Problem. Womöglich ist unser natürliches Erinnerungs- und Lernvermögen gerade so gut, wie wir es als Gesunde brauchen, und alles darüber hinaus Mögliche wäre zu viel. Erst bei einer Schädigung des Gehirns wären dann Medikamente und andere Verfahren nützlich, die das Lernvermögen verbessern.

Zumindest als Nebeneffekt könnten aus Ihren Forschungsarbeiten auch Neuro-Enhancement-Mittel für gesunde Menschen hervorgehen. Werden unsere Nachkommen in Zukunft durch IQ-Pillen viel klüger sein als wir?

S. Knecht:
Auf keinen Fall, wenn man den klassischen Intelligenzbegriff zugrunde legt. Allenfalls werden sich Teilergebnisse in einzelnen Aspekten von Intelligenztests verbessern lassen, aber auch nicht ins Unermessliche, sondern höchstens um 10 bis 20 %. Der Intelligenzquotient ist ohnehin ein höchst umstrittenes Konstrukt, das einerseits durch genetische Anlagen beeinflusst wird, ebenso aber auch durch die Umwelt, durch soziokulturelle Faktoren und durch die Testsituation. Ich glaube nicht, dass es da einen übergreifenden gemeinsamen Faktor gibt, der sich mit einem Medikament oder anderen Neuro-Enhancement-Verfahren ins Übermenschliche steigern ließe. Eine Intelligenzpille als Quick-fix, das heißt als Patentlösung für Bildungsprobleme, die wird es ganz sicher nicht geben.

Wer gerade verzweifelt versucht, sich den Stoff für das Examen einzuprägen, Vokabeln zu lernen oder sich an den entfallenen Namen eines früheren Kollegen zu erinnern, dem mag es paradox erscheinen: Doch neben dem Wunsch nach der Pille für ein besseres Gedächtnis gibt es auch die Suche nach Substanzen, die Erinnerungen löschen können. Vor allem traumatische Erlebnisse, die manche Menschen immer wieder in Gedanken durchleben, möchte man gezielt ausradieren können. Opfer und Zeugen von Gewalt und massiver Bedrohung, etwa durch sexuellen Missbrauch, Krieg, Folter, Geiselnahme oder Katastrophen, werden oft auch nach langer Zeit von immer wiederkehrenden bösen Erinnerungen heimgesucht. Ein Medikament, das hilft, die traumatischen Erlebnisse aus dem Gedächtnis zu tilgen, könnte hier einen Ausweg bieten.

Ein Grund dafür, dass gerade Dinge, die man lieber vergessen möchte, im Gedächtnis haften, ist die Aktivierung des sogenannten Mandelkerns im Gehirn durch Stresshormone. Er sorgt dafür, dass emotional aufwühlende Dinge fest im Langzeitgedächtnis verankert werden. Mit Betablockern lässt sich dieser Effekt abschwächen, da sie die Rezeptoren für die Stresshormone blockieren (Cahill et al. 1994). Kleinere Pilotstudien deuten darauf hin, dass sich bei Menschen, die nach einem belastenden Erlebnis Betablocker einnehmen, das Risiko verringert, eine posttraumatische Belastungsstörung zu entwickeln (Wolf 2008). Völlig ausgelöscht werden die Erinnerungen damit aber keineswegs.

Die Suche nach einem gezielt einsetzbaren Radiergummi für das Gehirn dauert also an. Zumindest in Tierversuchen schien er bereits gefunden, samt Erklärung, wo und wie er wirkt: ZIP (für „Zeta Inhibitory Peptide") tauften die Forscher das Molekül. Es hemmt ein bestimmtes Enzym in den Synapsen, das von den Wissenschaftlern Proteinkinase M-zeta (PKM-zeta) genannt wird. Dieses wiederum sei dafür zuständig, besonders starke Verbindungen zwischen Nervenzellen, und damit das Langzeitgedächtnis, aufrecht zu erhalten, ermittelte ein Forscherteam um Todd Sacktor vom SUNY Downstate Medical Center in New York. Der Beweis schien erbracht, als die Wissenschaftler Ratten ZIP in das Hirn spritzten und so das Gedächtnismolekül PKM-zeta blockierten. Die Tiere vergaßen prompt, was sie zuvor gelernt hatten: einen bestimmten Abschnitt des Versuchskäfigs zu meiden, in dem der Käfigboden schwache Stromschläge austeilte. Immer wieder liefen die Tiere, die eine ZIP-Injektion erhalten hatten, in das von den anderen Artgenossen ängstlich gemiedene Areal. Sie konnten offenbar aus Schaden nicht klug werden. PKM-zeta ist unentbehrlich für das Langzeitgedächtnis, schlossen die Forscher. Wird es durch ZIP blockiert, können Erinnerungen dauerhaft gelöscht werden (Pastalkova et al. 2006). Im Internet war bereits von der „Wisch-und-weg-Pille" zu lesen (van den Heuvel 2012).

Kürzlich aber zeigte sich, dass die Zusammenhänge nicht ganz so einfach sind: Mit gentechnischen Methoden schufen Wissenschaftler Mäuse, denen das vermeintlich unentbehrliche Gedächtnismolekül PKM-zeta gänzlich fehlt. Überraschenderweise lernten die Tiere nicht schlechter als ihre natürlichen Verwandten. Sie kamen offenbar problemlos ohne dieses Enzym zurecht. Auch bei ihnen ließ sich aber das Langzeitgedächtnis durch das „Radiergummimolekül" ZIP löschen (Lee et al. 2013, Volk et al. 2013). Doch wie das genau funktioniert, ist den Forscher unklar. Von der Vorstellung, über ein einziges Molekül gezielt und mit genauem Wissen um den Wirkmechanismus das Langzeitgedächtnis auszuschalten, müssen sie sich wohl verabschieden. Wie der ZIP-Radierer bei Nagetieren tatsächlich funktioniert, bleibt noch zu erforschen – offenbar wirkt er auf mehr als ein Molekül. Vom Einsatz bei traumatisierten Gewaltopfern ist man damit noch sehr weit entfernt. Zumal diese ja nicht alle ihre Erinnerungen verlieren, sondern nur ganz bestimmte schreckliche Erlebnisse in den Hintergrund drängen möchten.

Soma für die Seele – Pillen, die glücklich und zufrieden machen

„Immer ist Soma zur Hand, Zorn zu besänftigen, einen mit seinen Feinden zu versöhnen, Geduld und Langmut zu verleihen. Früher konnte man das alles nur durch große Willensanstrengung und nach jahrelanger harter Charaktererziehung erreichen. Heute schluckt man zwei, drei Halbgrammtabletten, und damit gut!" So beschreibt der Schriftsteller Aldous Huxley „Soma", die ultimative Psychodroge, in seinem 1932 erschienen Roman „Schöne Neue Welt" (Huxley 1953).

1963 wurde vom Pharmaunternehmen Hoffmann-La Roche ein Medikament auf den Markt gebracht, von dem viele eine zumindest Soma-ähnliche Wirkung erhofften: Diazepam, besser bekannt unter dem Handelsnamen Valium. Dies war das Mittel, das die Rolling Stones im Sinn hatten, als sie 1966 sangen:

> „And though she's not really ill, there's a little yellow pill
> She goes running for the shelter of a mother's little helper
> And it helps her on her way, gets her through her busy day."

Seitdem sind zahlreiche Psychopharmaka entwickelt worden, die beispielsweise gegen Depressionen und krankhafte Ängste wirken und für viele psychisch kranke Menschen eine Hilfe sind.

Rückt damit aber auch die „Glückspille für alle" näher, die in Huxleys Zukunftsvision reale Freuden ersetzt? Können solche Drogen als „Little Helper" (also kleine Helfer) künftig gefahrlos die Bewältigung des Alltags erleichtern? Zweifellos erhoffen schon heute viele Gesunde, dass Antidepressiva und Co. ihnen besser über den Tag helfen.

Ausgeglichenheit und allzeit gute Laune sind zwar noch keine Garantie für eine bessere geistige Fitness. Doch ohne Ängste lernt es sich oft leichter, mit Ausgeglichenheit und Selbstvertrauen ist eine Prüfung oder ein Bewerbungsgespräch besser zu meistern. Auch Antidepressiva werden in der Hoffnung geschluckt, besonnen und belastbar, intelligent und leistungsfähig zu erscheinen.

Viele heutige Antidepressiva beeinflussen die Konzentration eines bestimmten Botenstoffs im Gehirn, des Serotonins. Es dient der Signalübertragung zwischen Nervenzellen (siehe „Für alle, die es genauer wissen wollen: Wie der chemische Dialog zwischen den Hirnzellen funktioniert", auf S. 20). Nachdem Serotonin in den synaptischen Spalt ausgeschüttet wurde, wird es mithilfe eines speziellen Transportmoleküls wieder in die Nervenzelle zurückbefördert und kann dann erneut verwendet werden. Dieses Recycling wird von Antidepressiva aus der Gruppe der **Selektiven Serotonin-Wiederaufnahme-Hemmer** gehemmt. Das Serotonin bleibt also länger im synaptischen Spalt und kann entsprechend länger wirken.

Andere Antidepressiva hemmen ein Enzym, das Serotonin abbaut. Da Depressionen und Angstzustände auf Serotonin-Mangel beruhen können, wirken sich die Medikamente bei diesen Patienten positiv auf die Stimmung aus. Serotonin gilt daher auch als „Glückshormon".

Eine ganz andere Frage ist es, ob solche Mittel auch bei Gesunden die Stimmung aufbessern können und dazu führen, dass man sich „besser als gut" und womöglich besonders leistungsfähig fühlt. Ein Wissenschaftlerteam an der Berliner Charité hat 135 Studien zusammengetragen, die sich mit dieser Frage beschäftigten. Das Ergebnis war ernüchternd: Einzelne Studien maßen zwar etwas verbesserte Gedächtnisleistungen oder einen schwachen positiven Effekt auf die Stimmung. Andere fanden jedoch eine verminderte Wachheit oder schwankende Aufmerksamkeit bei den Testteilnehmern. „Zusammenfassend konnte kein konsistenter Nachweis für einen enhancenden Effekt von Antidepressiva erbracht werden", stellen die Berliner Forscher fest und wundern sich: „Das wachsende öffentliche Interesse an Neuro-Enhancement steht in bemerkenswertem Gegensatz zu dem Mangel an Belegen für Enhancement-Wirkungen verfügbarer psychopharmakologischer Wirkstoffe." (Repantis et al. 2009)

Indes gibt es offenbar eine große Zahl gesunder Menschen, die auf den stimmungsaufhellenden Effekt hoffen, und genug Ärzte, die sich darauf einlassen: „Untersuchungen haben gezeigt, dass in Deutschland die Verschreibungshäufigkeit für Antidepressiva die Häufigkeiten der Krankheiten, für die sie zugelassen sind, weit übersteigt", berichtet Isabella Heuser von der Berliner Charité (Heuser 2009).

Denken unter Strom

Stromstöße für den kreativen Moment – von der
Zweisprachigkeit des Gehirns und einer Neuauflage
der Denkkappe Daniel Düsentriebs

Dass die Arbeit unseres Gehirns mit elektrischen Aktivitäten verbunden ist, hat jeder gesehen, bei dem schon mal ein Elektroenze-
phalogramm (EEG) gemacht wurde. Zahlreiche Elektroden haften
dabei auf der Kopfhaut, Gel sorgt dafür, dass die Verbindung
klappt. Ein Gewirr von Kabeln führt von den einzelnen Elektroden
zum Aufzeichnungsgerät. Kaum wirft der Arzt den Apparat an,
erscheinen zittrige Kurven auf dem Papier, die für den Laien rätselhaft bleiben, dem Experten aber beispielsweise verraten, ob der
verkabelte Patient wach und aufmerksam oder eher schläfrig ist.

Das Ganze beruht darauf, dass jede aktive Nervenzelle im Gehirn
elektrische Impulse aussendet. Durch diese Hirnströme verändert
sich ständig das Potenzial an der Schädeloberfläche. Gemessen wird
mit dem eher groben Verfahren nicht die Aktivität einzelner Nervenzellen, sondern die summierte elektrische Aktivität des Gehirns.

Bestimmte Erkrankungen, wie Epilepsie, verursachen spezifische Veränderungen in diesen Mustern. Das EEG wird hier zur
Diagnose eingesetzt. Auch Schlafstörungen machen sich im EEG
bemerkbar. Sogenannte Gamma-Wellen dagegen treten insbesondere beim scharfen Nachdenken auf. Sie sollen anzeigen, dass das
Gehirn mit anspruchsvollen Aufgaben beschäftigt ist; so lässt es
sich etwa bei Wikipedia nachlesen (http://de.wikipedia.org/wiki/
Elektroenzephalografie#Gamma-Wellen; 04.04.2013). Tatsächlich
weiß aber niemand so genau, was diese rhythmischen Aktivitäten
um die 30 bis 80 Hertz – das sind 30 bis 80 Impulse pro Sekunde –
zu bedeuten haben. Spiegeln sie wirklich unmittelbar geistige Anstrengungen wider? Oder sind sie eher eine Begleiterscheinung der
Grübelei? Noch streiten die Forscher darüber, wie die hochfre-

quenten Wellen und die Hochleistung im Gehirn genau zusammenhängen (Dönges 2010).

Früh schon dachten sich Wissenschaftler, dass es auch umgekehrt funktionieren müsse: Wenn das Denken und andere Hirnaktivitäten als elektrische Phänomene messbar sind, müsste sich auch die Arbeit des Gehirns mittels Strom von außen beeinflussen lassen. Bereits vor mehr als 200 Jahren behauptete der Italiener Jean Aldini, mittels elektrischen Stroms Menschen von der „Melancholie" heilen zu können (Deutsche Gesellschaft für Neurologie 2011). Die „Bioelektrizität" war mit den Experimenten Luigi Galvanis gerade entdeckt worden, der die Muskeln von toten Fröschen mittels Stromstößen zucken ließ. In den 1930er Jahren folgten erste Elektrokrampftherapien an psychisch kranken Menschen. Doch was die Elektrizität eigentlich bewirkte, blieb lange rätselhaft.

In den 1960er Jahren probierten Forscher an Ratten aus, was beim Anlegen von Elektroden an den Kopf der Tiere geschieht. Sie entdeckten, dass die außen angelegten Elektroden die Erregbarkeit von Hirnzellen erhöhen oder dämpfen können, je nachdem, wie die Elektroden gepolt sind. Dieser Effekt hielt nach einer Stimulierung von wenigen Minuten Dauer für mehr als eine Stunde an (Kuo und Nitsche 2012).

Für alle, die es genauer wissen wollen: Blitzschnell vom Fuß ins Hirn – Reizleitung in der Nervenzelle

NEURON

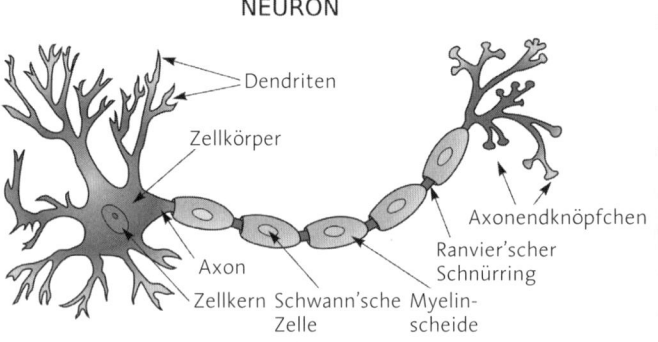

Abb. 3: Schematischer Aufbau einer Nervenzelle
(© Vector Art Design, fotolia.com)

Damit das Gehirn erfährt, dass die Netzhaut gerade die Lichtreize eines wundervollen Sonnenunterganges über dem Meer empfängt oder dass sich unter dem nackten rechten Fuß leider ein Seeigel befindet, müssen die entsprechenden Signale zunächst von Auge oder Fuß zum Gehirn transportiert werden. Zuständig dafür sind lange Fortsätze von Nervenzellen, die Axone, die Informationen von allen Körperregionen und Sinnesorganen als elektrische Impulse in das Gehirn senden.

Solange nichts passiert, ist das Innere dieser röhrenförmigen Axone im Vergleich zur Außenseite negativ geladen. Innen befinden sich mehr negative Ionen als außen. Dazwischen liegt die Zellmembran und sorgt für Ruhe, das heißt dafür, dass dieser Ladungsunterschied sich nicht einfach ausgleicht. Wird aber die Nervenzelle über kürzere Fortsätze, die Dendriten, elektrisch erregt (oder auch über Synapsen, die direkt am Zellkörper ansetzen) und ist diese Erregung stark genug, ändert sich der Ladungszustand des Axons. Die eintreffende Erregung kann von den Sinneszellen ausgehen, die die äußeren Reize als Erste mitbekommen haben, oder von einer zwischengeschalteten Nervenzelle, die die mehr oder weniger frohe Botschaft nur weitergibt. In jedem Fall gilt: Der Ladungsunterschied an der Zellmembran verringert sich, da sich die Durchlässigkeit der Zellmembran für verschiedene Ionen ändert. Insgesamt strömen verstärkt positiv geladene Ionen hinein. Je mehr erregende Signale die Zelle erreichen, desto weniger negativ wird die Innenseite gegenüber der Außenseite. Die Erregung steigt. Fachleute sprechen von einem exzitatorischen Potenzial (EPSP).

Wenn sich dieses Potenzial in der Nervenzelle bis zum Ursprung des Axons (dem sogenannten Axon-Hügel) ausbreitet, wird es spannend: Überschreitet es hier einen Grenzwert, wächst es nicht mehr kontinuierlich an, sondern schießt für einen kurzen Moment plötzlich in die Höhe. Messgeräte zeigen dann eine scharfe Spitze an, einen sogenannten Spike. Ein Aktionspotenzial kommt selten allein:

Eine Serie solcher Impulse pflanzt sich rasch über das Axon fort – bis dieses Signal auf Dendriten einer nachfolgenden Nervenzelle trifft. Dort wird das elektrische Signal in ein chemisches umgewandelt (siehe dazu auch „Für alle, die es genauer wissen wollen: Wie der chemische Dialog zwischen den Hirnzellen funktioniert", auf S. 20). Dieses erregt die nachfolgende Nervenzelle, die wiederum mit einer geänderten Ladungsdifferenz an der Zellmembran reagiert, und so wandert das Signal weiter.

Besonders schnell ist die Erregungsleitung in Axonen, die über eine spezielle Isolierschicht verfügen. Bei diesem Hochleistungsmodell, wie es die Wirbeltiere, also auch der Mensch, besitzen, wickeln sich Hüllzellen um das Axon-Kabel. Ihre fettreiche Membran bildet eine Isolierschicht, die nur hin und wieder durch die sogenannten Ranvierschen Schnürringe unterbrochen ist. Die Aktionspotenziale wandern bei solchen isolierten Nervenfasern nicht nach und nach das Axon entlang, sondern springen von einem nicht isolierten Schnürring zum nächsten. Diese sprunghafte Erregungsleitung macht es möglich, dass das Signal sich mit einer Geschwindigkeit von bis zu 640 Kilometern pro Sekunde fortpflanzt. Das ist zwar immer noch sehr gemächlich im Vergleich zu einem Kupferkabel, dass elektrische Signale mit rund 1000 Millionen Kilometer pro Stunde leitet (Linden 2011). Doch für unseren Bedarf reicht es allemal.

Medikamente und Drogen können, wie im letzten Kapitel geschildert, Denken und Wahrnehmung verändern, weil sie die Weitergabe von Informationen zwischen Nervenzellen beeinflussen. Sie greifen sozusagen in das chemische Gespräch der Hirnzellen untereinander ein. Doch das Gehirn ist zweisprachig: Neben „Chemisch" spricht es auch „Elektrisch". Das eröffnete weitere Möglichkeiten, seine Arbeit zu beeinflussen: durch elektrische Stimulation.

So versuchen Wissenschaftler auch auf elektrischem Weg, den Verstand zu fördern. Es mag wie ferne Science-Fiction klingen oder wie ein Rückgriff auf Walt Disneys Daniel Düsentrieb und seine Denkkappe mit den Sinniervögeln – unglaublich scheint es in jedem Fall. Doch tatsächlich haben australische Wissenschaftler im Jahr 2011 der Öffentlichkeit einen elektrisch verkabelten Kopfputz präsentiert, der das Denkvermögen und die Kreativität steigern soll (Chi und Snyder 2011).

Wieso aber kann Elektrizität überhaupt in die Arbeit des Gehirns eingreifen? Da die Hirnzellen mittels elektrischer Signale miteinander reden, können diese Signale auch durch elektrischen Strom verstärkt, abgeschwächt oder ganz blockiert werden. Und vielleicht erinnert sich die eine oder der andere aus dem Physikunterricht: Wo Strom fließt, wird auch immer ein Magnetfeld aufgebaut. Da dieses durch andere Magnetfelder zu beeinflussen ist, kann man auch damit auf das Denken einwirken. Doch dazu kommen wir im nächsten Abschnitt.

Für alle, die es genauer wissen wollen: Wie die elektrische Sprache der Nervenzellen funktioniert

Prinzipiell gibt es zweierlei Formen der elektrischen Verständigung im Gehirn:
Zum einen wird die Erregung in Nervenfasern elektrisch weitergeleitet. Insofern erinnern Nervenfasern an Telefonkabel, auch wenn sie ein wenig anders funktionieren (siehe dazu „Für alle, die es genauer wissen wollen: Blitzschnell vom Fuß in das Hirn – Reizleitung in der Nervenzelle", auf S. 57). Zahllose elektrische Leitungen verlaufen auch innerhalb des Gehirns. Sie verkabeln die vielen Hirnzellen miteinander, die bei einer Aufgabe zusammenarbeiten. So sind beispielsweise beim Sehen viele verschiedene Hirnregionen daran beteiligt, dass wir Farben und Formen, Bewegungen und Gesichter erkennen.
Zum anderen aber können Signale auch direkt auf elektrischem Weg von einer Nervenzelle an die nächste weitergegeben werden. An solchen Verbindungsstellen, den elektrischen Synapsen, werden die Botenstoffe, die im vorigen Kapitel über das Hirndoping mit chemischen Substanzen so entscheidend wichtig waren, nicht benötigt. Stattdessen kommunizieren zwei Nervenzellen durch Kanäle direkt

miteinander, die die Wissenschaftler im englischen Fachjargon „Gap Junctions" nennen. Das bedeutet wörtlich übersetzt „Lückenverbindung", denn kurze Röhren aus Eiweißmolekülen verbinden jeweils einander gegenüberliegende Öffnungen in den Zellmembranen der beiden Nervenzellen. Auf diese Weise ist das Zellinnere einer Nervenzelle mit dem Innenraum einer anderen Nervenzelle direkt gekoppelt. Kommt nun ein Signal in einer solchen Nervenzelle an und erregt sie, wandern von ihr aus sofort positiv geladene Teilchen – Kationen – durch die Verbindungsstelle zur nächsten Nervenzelle. In der Gegenrichtung wandern negativ geladene Anionen. Es fließt also ein Strom zwischen den beiden Zellen. Auf diese Weise überträgt sich die Erregung von einer Nervenzelle auf die nächste – und zwar blitzschnell, praktisch ohne Zeitverzögerung. Das bedeutet: Es müssen keine Botenstoffe erst ausgeschüttet werden, dann durch den synaptische Spalt wandern und schließlich an Erkennungsmoleküle der nächsten Zelle ankoppeln. Diese „umständliche" Prozedur, die schon mal eine halbe Millisekunde dauern kann, entfällt. Elektrische Synapsen sind dagegen viel schneller und somit für eine spezielle Aufgabe besonders geeignet: Sie können Gruppen von Hirnzellen miteinander synchronisieren, da alle über elektrische Synapsen miteinander verbundenen Zellen nahezu gleichzeitig erregt werden.

Experimente an Ratten deuten darauf hin, dass über elektrische Synapsen verknüpfte Netzwerke von Nervenzellen eine besondere Rolle für Lernen und Gedächtnis spielen. US-Forscher setzten die Tiere nach einem bestimmten Geräusch einem Elektroschock an den Pfoten aus. Die cleveren Nager lernten schnell, dass dieser Ton nichts Gutes verheißt. Hörten sie das Geräusch erneut, blieben sie furchtsam stehen, auch wenn es erst am nächsten Tag wieder erklang. Sie konnten sich also an die schlechte Erfahrung von gestern erinnern. Blockierten die Forscher aber ein Netzwerk über „Gap Junctions" verknüpfter Hirnzellen in einer Region des Gehirns, die für das Lernen wichtig ist, blieb der Lerneffekt aus (Bissiere et al. 2011). Wenn es gelingen sollte, solche elektrischen Kontrollinstanzen im Hirn genau zu steuern, könnte man also prinzipiell Gedächtnis und Lernfähigkeit hemmen oder fördern – und höchstwahrscheinlich nicht nur bei Ratten.

Genau das haben die australischen Wissenschaftler Richard Chi und Allan Snyder mit ihrer elektrischen Denkkappe versucht (Chi und Snyder 2011). Am Anfang ihres futuristischen Unterfangens stand zunächst ein ganz klassischer Erkenntnisweg der Hirnforschung: Die Beobachtung von Patienten mit Hirnschäden. Seit dem 19. Jahrhundert schon stellten Forscher immer wieder fest, dass Verletzungen des Gehirns mit ganz spezifischen Veränderungen der Patienten einhergehen, je nachdem, in welcher Region Hirngewebe zerstört ist. So berichtete der Arzt Paul Broca 1861 über einen Patienten, der Sprache zwar verstehen, aber selbst nur noch „Tan" sagen konnte. In seinem Gehirn war nach einem Schlaganfall eine Region in der vorderen linken Hirnhälfte geschädigt, wie sich nach seinem Tod herausstellte. Broca folgerte, dass sich dort ein Sprachzentrum befinden müsse. Er hat damit als einer der ersten beschrieben, dass eine bestimmte Leistung des Gehirns sich einer bestimmten Hirnregion zuordnen lässt. Bis heute wird dieses Gebiet als Broca-Areal bezeichnet. Berühmt wurde auch der Fall des Eisenbahnarbeiters Phineas Gage. Er überlebte 1848 einen Arbeitsunfall, bei dem eine Eisenstange durch ein Auge in sein Stirnhirn eindrang. Die Folge soll eine drastisch veränderte Persönlichkeit gewesen sein – aus einem freundlichen, allseits beliebten Mann sei ein ausgesprochen unangenehmer Trunkenbold geworden, so die zeitgenössischen Berichte. Inzwischen gibt es zwar Unsicherheiten, wie zuverlässig diese sind (Blawat 2012), doch an der Arbeitsteilung im Gehirn besteht heute kein Zweifel – verschiedene Regionen sind für unterschiedliche Aufgaben zuständig, die sie in komplexer Zusammenarbeit erledigen. Vor allem höhere kognitive Funktionen beziehen aber stets eine Vielzahl von Hirnarealen ein – „das Sprachzentrum" oder „das Zentrum für Kreativität" im Gehirn gibt es nicht.

Die australischen Forscher Chi und Snyder interessierten sich nun für Berichte über Patienten, deren linker Schläfenlappen durch eine Demenz geschädigt war. Diese Menschen entwickeln gelegentlich im Lauf ihrer Erkrankung ganz neue künstlerische Fähigkeiten, beispielsweise als Malerinnen oder Musiker. Der Ausfall des linken Schläfenlappens setze die Kreativität frei, die im rechten Schläfenlappen beheimatet sei, mutmaßten die Forscher. Auf der linken Seite dagegen sei das erlernte Wissen zu Hause, zum Beispiel über bewährte Strategien der Problemlösung. Solche erprobten Wege sind zwar im Alltag oft hilfreich, doch wenn neuartige Aufgaben und Situationen bewältigt werden müssen, sind eingefahrene Denkmuster eher hinderlich. Ist der linke Schläfenlappen nicht mehr funktionsfähig, betrachten die Patienten Probleme eher aus einem neuen Blickwinkel und finden kreative Lösungen, nimmt Snyders Team an. Die rechte Hirnhälfte komme besser zum Zuge, da sie nicht mehr mit der Voreingenommenheit der linken Hirnhälfte konkurrieren müsse, so die Experten.

Eine spannende Idee, die indes schwer zu überprüfen ist. Menschen, die nach einseitigen Hirnschäden zu Künstlern wurden, gibt es nicht gar so viele, dass man mit ihnen eine größere, aussagekräftige Studie beginnen könnte. Selbstverständlich verbieten sich Experimente, bei denen Hirnregionen zerstört werden müssten, um so vielleicht Kreativität und Einfallsreichtum zu steigern. Chi und Snyder aber fanden einen Weg, den linken Schläfenlappen zeitweilig auszubremsen und gleichzeitig den rechten zu aktivieren: mit Elektroden, die sie Freiwilligen außen an den Kopf legten. Eine negativ geladene Elektrode (Kathode) auf der linken Kopfseite vermindert dort durch die Schädeldecke hindurch die Erregbarkeit der Nervenzellen, eine positiv geladene Elektrode (Anode) erhöht die Aktivität auf der rechten Seite. Denn: Je positiver die Membranspannung der Nervenzellen ist, desto leichter werden Nervenimpulse ausgelöst. Transkranielle Gleichstromstimulation (tDCS, **t**ranscranial **D**irect **C**urrent **S**timulation) nennt sich dieses Verfahren.

Ob es die Kreativität fördert, testen die Hirnforscher nicht etwa mit Streichinstrumenten oder an der Staffelei, sondern – mit Streichholzrätseln. Bei diesen Knobeleien gilt es bekanntlich, durch Umlegen eines Hölzchens aus einer falschen Gleichung eine richtige zu machen. Zunächst sollten die Versuchspersonen, noch ohne Elektroden am Kopf, Rätsel lösen, wie sie das Beispiel 1 in Abbildung 4 zeigt. Aus einer römischen Zahl IX (9) wird hier eine IV (4), schon stimmt die Gleichung.

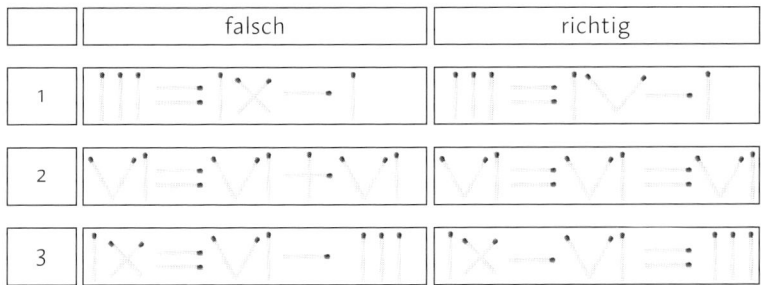

Abb. 4: Mit Streichholzrätseln testeten australische Forscher die Kreativität ihrer Versuchspersonen (nach Chi / Snyder 2011).

Rund 30 ähnliche Rätsel lösten die Testteilnehmerinnen und -teilnehmer, und jedes Mal mussten sie ein X (10) in ein V (5) verwandeln oder umgekehrt, damit die Rechnung aufging. Nach diesem Training wurde die „Denkkappe" mit den Elektroden aufgesetzt. Was die Versuchspersonen nicht wussten: Bei einigen wurde nun mit Gleichstrom der rechte Schläfenlappen angeregt und der linke gehemmt, bei anderen dagegen war die Polung umgekehrt oder die Elektroden wurden nach wenigen Sekunden ausgeschaltet. Nun galt es, Rätsel zu lösen, wie sie in den Beispielen 2 und 3 gezeigt sind. Die Aufgabe ist ähnlich, aber nicht genauso wie das erste Beispiel. Denn nicht die Zahlen müssen hier verändert werden, sondern die Rechenzeichen, etwa von einem Minus zu einem Gleichheitszeichen. Ganz schön schwer, fanden die Versuchspersonen, die sich gerade an den anderen Aufgabentyp gewöhnt hatten. Nur etwa zwei von zehn hatten eines der neuartigen Streichholzrätsel nach sechs Minuten richtig gelöst, wenn die Elektroden nicht eingeschaltet (oder verkehrtherum gepolt) waren. In der Gruppe mit korrekt eingeschalteter Denkkappe schafften es dagegen dreimal so viele: Sechs von zehn fanden die richtige Lösung in der vorgegebenen Zeit. Es fiel ihnen offenbar leichter, sich auf den neuen Aufgabentyp einzustellen.

Der Strom, so scheint es, macht in diesem Fall wirklich schlauer. Mehrere Studien, in der Regel mit einer kleinen Anzahl Probanden, deuten inzwischen darauf hin, dass sich mittels Elektroden am Kopf bestimmte Lernleistungen beeinflussen lassen. Eine Übersicht über solche Studien gibt Roi Cohen Kadosh (Cohen Kadosh 2013). Von 34 dort aufgelisteten Studien hatten zwei Drittel (22) weniger als 20 Teilnehmer; nur in drei Studien wurden mehr als 40 Personen untersucht.

Lag über dem Hirnbereich, der für eine bestimmte Aufgabe zuständig ist, die Anode (vereinfacht gesagt der Pluspol), verbesserte sich in vielen Versuchsanordnungen das Lernvermögen und das Gedächtnis, etwa wenn es galt, sich Buchstabenreihen zu merken, eine neue Grammatik zu erlernen oder verborgene Objekte zu entdecken (De Vries et al. 2010b, Cattaneo et al. 2011, Clark et al. 2012).

Auch motorische Aufgaben werden unter Strom besser gemeistert. So zeigte ein Forscherteam um den Mediziner Friedhelm Hummel von der Universitätsklinik Hamburg-Eppendorf: Ältere Menschen erlernen eine bestimmte Tastenfolge auf dem Keyboard leichter, wenn ihr Hirn während des Übens elektrisch stimuliert wird. Besonders erfreut waren die Forscher darüber, dass der Effekt auch am nächsten Tag noch nachzuweisen war – offenbar hatte sich die neu erworbene Fähigkeit fest im Hirn verankert. Von der elektrischen Unterstützung profitierten indes nur die über Sechzigjährigen, also Menschen, bei denen das motorische Lernen altersbedingt nachlässt. Eine jüngere Vergleichsgruppe hatte von der transkraniellen Gleichstromstimulation keinen Vorteil (Zimerman et al. 2013).

Eine etwas andere Form der elektrischen Stimulation soll, einer kleinen Studie zufolge, die Fähigkeiten im Rechnen verbessern: Wurde ein Bereich im Stirnhirn, hier der dorsolaterale präfrontale Cortex, angeregt, konnten Versuchspersonen sowohl Aufgaben besser lösen, die eher auswendig gelerntes Wissen abverlangten, etwa das kleine Einmaleins, als auch Probleme, bei denen es um das Verständnis mathematischer Gesetzmäßigkeiten ging. Sogar Monate nach der Stimulierung war die Fähigkeit im Rechnen besser, während es keinen Langzeiteffekt auf das eingepaukte Wissen gab (Snowball et al. 2013). Die Forscher nutzten hier ein noch relativ neues Verfahren der elektrischen Hirnanregung, die „Transcranial random noise Stimulation" – so neu jedenfalls, dass sich dafür noch kein deutscher Begriff eingebürgert hat. Übersetzt bedeutet es etwa „Zufalls-Lärm-Stimulation" durch die Schädeldecke hindurch. Die Forscher machen hierbei allerdings keinen Krach, sondern sie stimulieren bestimmte Hirngebiete mit zufällig oszillierenden Strömen. Auch die Fähigkeit, die Anzahl farbiger Punkte auf einem Bildschirm abzuschätzen, soll sich mit diesem Verfahren nachhaltig verbessern lassen (Cappelletti et al. 2013). Wie diese elektrische Lernhilfe genau funktioniert, verstehen die Forscher allerdings noch nicht.

Möglicherweise beruhen dergleichen Lerneffekte nicht nur auf einer allgemein erhöhten Erregbarkeit der Nervenzellen in der stimulierten Region, sondern auch darauf, dass die elektrische Stimulation die Zusammenarbeit der verschiedenen Hirnregionen fördert, die an einer Aufgabe beteiligt sind, vermuten einige Wissenschaftler (Meinzer et al. 2012). Auch scheint die transkranielle Stimulation mit einer stärkeren Durchblutung der angeregten Hirnregionen einherzugehen (Zheng et al. 2011). Allerdings seien die Resultate zu den Effekten der Hirnstimulation oft widersprüchlich und bedürften einer weiteren Überprüfung, betont der Neurowissenschaftler Michael Nitsche von der Universitätsklinik Göttingen (Kuo und Nitsche 2012).

„Klüger wird man davon nicht"
Interview mit Prof. Dr. Michael A. Nitsche, Neurologe
an der Klinik für Klinische Neurophysiologie der
Universitätsmedizin Göttingen

Sie arbeiten daran, mit Elektroden, die außen am Kopf angelegt werden, die Leistungsfähigkeit des Gehirns zu verbessern. Was erhoffen Sie sich davon?

M. Nitsche:
Mit der transkraniellen Gleichstromstimulation lassen sich relativ zielgenau bestimmte Bereiche des Gehirns anregen. Das ist zum einen für die Forschung interessant: Wir können so herausfinden, welche Hirnregionen an bestimm-

ten Lernprozessen beteiligt sind. Zwar zeigen auch bild-gebende Verfahren, wie die Magnetresonanztomografie, welche Bereiche des Gehirns beim Trainieren einer Fähig-keit aktiv sind. Aber damit lässt sich nicht unterscheiden, ob sie beispielsweise für das Erlernen einer Fingerbewe-gung oder für die Bewegung des Fingers zuständig sind. Mit der elektrischen Stimulation einzelner Regionen kön-nen wir dagegen feststellen, wo der Lernprozess stattfin-det, denn nur die Stimulation in diesen Regionen fördert den Lernprozess. Solche Erkenntnisse sind kein Selbst-zweck: Studien zeigen, dass damit beispielsweise Schlag-anfallpatienten geholfen werden kann, verlorene Fähigkei-ten wieder einzuüben. Auch bei Patienten mit Depressionen gibt es Erfolge. Sie lernen, aus einem Teufelskreis negati-ver Gedanken auszubrechen und wieder positive Ideen zu-zulassen. Hilfreich ist das Verfahren außerdem bei der Schmerztherapie. Noch fehlen allerdings große, multizen-trische Studien, die diese Effekte belegen. Aber ich denke, schon in drei bis vier Jahren könnte die transkranielle Gleichstromstimulation für diese drei Anwendungsberei-che zur klinischen Routine gehören.

Und wann wird die Elektro-Lernkappe zum Alltag im Klas-senzimmer gehören?

M. Nitsche:
So bald sicher nicht. Versuche mit Gesunden deuten darauf hin, dass die Stimulation bei Menschen ohne Lernprobleme ohnehin nur wenig nützt. Sie verbessert allenfalls die Leis-tung bei bestimmten Aufgaben, wenn während des Übens die zuständige Hirnregion elektrisch stimuliert wird. Aber klüger wird man davon nicht, und die Stimulation ersetzt keineswegs die Mühe des Lernens. Eine „Lernkappe" kann nicht etwa die Fähigkeit vermitteln, französisch zu spre-chen oder Aufgaben im Bruchrechnen zu lösen. Im Gegen-teil: Es besteht die Gefahr, dass sich Leistungen durch die Stimulation sogar verschlechtern. Wenn das Gehirn schon nahe am Optimum arbeitet, verstärkt die elektrische An-regung womöglich nur das Hintergrundrauschen, und das

Gehirn arbeitet dann weniger effektiv als zuvor. Ohnehin wurde der Effekt der Stimulation bisher nur in Laborversuchen mit ganz bestimmten Aufgaben untersucht. Ob sich im realen Leben beispielsweise das durchschnittliche Abschneiden bei Prüfungen verbessern lässt, wenn Studierende mithilfe der elektrischen Stimulation fürs Examen lernen, hat bisher niemand untersucht. Und ich würde mir als Student auch gut überlegen, ob ich mich, wenn es darauf ankommt, wirklich an einem solchen Versuch mit ungewissem Ausgang beteiligen möchte.

Wird sich der Einsatz der Hirnstimulation also künftig auf die Therapie schwerkranker Menschen beschränken?

M. Nitsche:
Nicht unbedingt. Das Gedächtnis und die Fähigkeit, Neues zu erlernen, nimmt ja auch mit dem Alter ab. Solchen Defiziten, die keine Erkrankung sind, sondern zum ganz normalen Alterungsprozess gehören, könnte man möglicherweise mit der Hirnstimulation gezielt entgegenwirken. Jedenfalls deuten die bisherigen Untersuchungen darauf hin, dass die Stimulation bei älteren Menschen tendenziell größere Effekte erzielt als bei jungen, geistig topfitten Versuchspersonen. Da unsere Gesellschaft immer älter wird und wir daher alle länger arbeiten und später in Rente gehen sollen, werden unsere intellektuellen Fähigkeiten länger benötigt. Das wäre also auch ein denkbares Einsatzgebiet für die Hirnstimulation – vielleicht kann sie uns im Alter geistig auf der Höhe halten. Womöglich ist das ja sogar ein Grund dafür, dass dieses Forschungsgebiet derzeit so stark gefördert wird. Nicht auszuschließen ist natürlich auch der Missbrauch der Hirnstimulation, etwa für militärische Zwecke. Aber das ist keine wissenschaftliche, sondern eine politische Frage.

Angenommen, die Hirnstimulation erweist sich in künftigen Studien als wirksam und unschädlich. Würden Sie Ihr Kind damit behandeln, wenn es schlechte Noten nach Hause bringt?

M. Nitsche:
Das kommt darauf an. Hat mein Kind einfach nur den Klassenarbeiten allzu entspannt entgegengesehen und nicht genug geübt, dann würde ich erst mal da nachhaken wollen und dafür sorgen, dass es sich intensiver vorbereitet. Und wenn es bestimmte Matheaufgaben nicht begriffen hat, hilft auch die Hirnstimulation nicht – dann müsste ich mich aufraffen, ihm das zu erklären. Hoffen wir mal, dass ich die ganze Schulmathematik noch präsent habe, wenn mein Sohn in dieses Alter kommt. Etwas anderes wäre es, wenn ein Schüler eine Lernschwäche hat, wie etwa eine Legasthenie, und alles Üben und Erklären nicht weiterhilft. Da würde ich es dann, wenn die Wirksamkeit und Unschädlichkeit erwiesen ist, durchaus mit der Stimulation probieren. Letztlich löst sie ja nur Prozesse aus, wie sie im Hirn auch natürlicherweise ablaufen: Die Erregbarkeit von Nervenzellen wird erhöht, und es werden Verbindungen neu geknüpft oder verstärkt. Ich sehe da kein grundsätzliches ethisches Problem, solange das Verfahren jedem zur Verfügung steht und sich also niemand einen unfairen Vorteil verschafft.

Vorerst wird die elektrische Stimulation des Gehirns weiter eifrig erprobt. Im Frühjahr 2013 waren 98 laufende klinische Studien zum Verfahren der transkraniellen Gleichstromstimulation in einer Datenbank der Nationalen Gesundheitsinstitute in den USA registriert (http://clinicaltrials.gov; 03.04.2013). Erforscht werden beispielsweise Effekte auf Depressionen oder Schlafstörungen, auf das Gedächtnis geistig beeinträchtigter Patienten oder auf das Lernvermögen gesunder Probanden. Auch wird die transkranielle Gleichstromstimulation zur Behandlung der Kokainabhängigkeit erprobt.

Elektrische Nachhilfe mit ungewissen Folgen

Ob schon bald eine alltagstaugliche Denkkappe auf den Markt kommen wird, darf indes bezweifelt werden. Und ob sich der elektrisch angeregte Einfallsreichtum auch bei anderen Problemen bewährt, als den typischen Testaufgaben in wissenschaftlichen Versuchen, muss sich noch erweisen. Was unter genau kontrollierten Laborbedingungen funktioniert, klappt im Alltag längst nicht immer.

Allan Snyder ist zwar überzeugt, dass sich mit seinen Methoden sogar die genialen Fähigkeiten mancher sehr einseitig hochbegabter Menschen nachahmen lassen werden – sogenannter Savants, die sich beispielsweise die Stadtpläne von Großstädten bei einem Überflug merken oder die für Daten, die Jahrhunderte zurückliegen, sofort den Wochentag angeben können (Snyder 2009). Andere Wissenschaftler aber melden erhebliche Zweifel an. Der Beweis für solche Zauberkräfte künftiger Denkkappen steht jedenfalls noch aus. Vor allem aber wäre zu prüfen, ob sich ein elektrischer „Denkturbo" schadlos immer wieder ein- und ausschalten lässt. Womöglich wären die kreativen Kräfte des Gehirns bald erschöpft.

Erste kleine Studien zu unerwünschten Effekten deuten darauf hin, dass das Lernen unter Strom seinen Preis haben könnte. So erleichtert beispielsweise die Stimulation einer bestimmten Hirnregion zwar das Erlernen neuer Zahlensymbole. Doch die spätere automatische Anwendung des Gelernten fällt den Versuchspersonen schwerer als einer Vergleichsgruppe, die ohne elektrische Unterstützung lernte (Iuculano und Cohen Kadosh 2013). Offenbar kann die elektrische Nachhilfe also auch unvorhergesehene negative Effekte haben. Gleichwohl plädiert Roi Cohen Kadosh von der University of Oxford dafür, das Verfahren möglichst bald auch bei Kindern mit Lernbehinderungen zu erproben. Es könne, gemeinsam mit entsprechendem Training, Fehlentwicklungen des Gehirns korrigieren, wie sie etwa der Rechenschwäche zugrunde lägen, ist er überzeugt (Krause und Cohen Kadosh 2013). Der kanadische Neuroethiker Peter Reiner fordert dagegen dringlich, es müssten zumindest Richtlinien aufgestellt werden, bevor dergleichen Experimente beginnen dürften. Zugleich warnt er davor, dass allerlei Do-it-yourself-Geräte von Laien für die Hirnstimulation ausprobiert werden (Reiner 2013).

Inzwischen berichtet die Presse bereits über derartige Selbstversuche und den beginnenden Handel mit Geräten für solche Experimente mit dem eigenen Gehirn (Sanides 2013). Headsets für die transkranielle Gleichstromstimulation, die sich per Smartphone bedienen lassen, werden unter Slogans wie „Make your synapses fire faster" online angeboten (zum Beispiel http://www.foc.us;

25.09.2013), und auch Anleitungen zum Selbstbau derartiger Geräte finden sich im Internet (zum Beispiel http://www.youtube.com/watch?v=xjpJPCTytP8; 25.09.2013).

Magnetische Felder – schlau und gut gelaunt durch Magnetstimulation

Magnetismus hat etwas Magisches: Schon kleine Kinder sind fasziniert, wenn sie mit einem Magneten etwa Büroklammern oder Blechspielzeug durch eine Tischplatte hindurch bewegen können. Auch viele Erwachsene sind geneigt, an die heilende Wirkung von allerlei magnetischen Accessoires aus der Alternativmedizin zu glauben, auch wenn es an jedem wissenschaftlichen Beweisen für die „heilenden Kräfte" magnetischer Armbänder, Schuhsohlen oder Matratzen fehlt (Rögener 2003). Der Glaube an die Heilkraft des Magnetismus reicht bis in die Antike zurück, in der römische und griechische Ärzte Augenentzündungen, Wunden oder Menstruationsbeschwerden mit der rätselhaften Anziehungskraft mancher Erzbrocken zu kurieren versuchten. Der Arzt und Alchemist Paracelsus war im 16. Jahrhundert von den unterschiedlichen gesundheitlichen Effekten von Nord- und Südpol der Magneten überzeugt. Franz Anton Mesmer machte im 18. Jahrhundert mit dem „Animalischen Magnetismus" Furore, den er vermeintlich durch bloße Berührung auf Kranke übertrug und ihnen dadurch Heilung versprach.

Einer rätselhaften, unsichtbaren Kraft schreibt man offenbar gern wundersame Wirkungen zu. Inzwischen sind magnetische Felder längst von der Physik beschrieben, und ihre Gesetzmäßigkeiten – wie etwa der Zusammenhang mit bewegten elektrischen Ladungen – gehören zum Schulwissen: Wo ein elektrischer Strom fließt, besteht auch ein Magnetfeld, und ein sich änderndes Magnetfeld induziert seinerseits elektrische Ströme.

Auf diesem Effekt beruht die **transkranielle Magnetstimulation (TMS)**. Erste Experimente mit Starkstromspulen, die an den Kopf herangeführt wurden, unternahm der französische Arzt Jacques-Arsène D'Arsonval schon Ende des 19. Jahrhunderts. Große Spulen um den Kopf sorgten dafür, dass die Probanden Sterne sahen (genauer: kurze Lichterscheinungen, sogenannte Phosphene) oder auch ohnmächtig wurden. Die Effekte beruhten wohl darauf, dass die mit großen Spulen erzeugten Magnetfelder direkt auf die Netzhaut und den Sehnerv wirkten.

Als Werkzeug für Forschung und Medizin wird das Verfahren – in gemäßigterer Form – seit den 1980er Jahren intensiv erforscht (Barker 1985). Eine kleine Spule dicht am Kopf erzeugt ein starkes Magnetfeld, wenn kurzzeitig Strom hindurchfließt. Dieser magnetische Puls induziert in der darunter liegenden Hirnregion wiederum elektrische Ströme. Das führt dazu, dass die Nervenzellen in diesem Bereich erregt werden und Signale weiterleiten. Mit Pulsen, die einzeln oder wiederholt angewendet werden, lassen sich so einzelne Hirnregionen ohne operativen Eingriff („nicht-invasiv") durch die knöcherne Schädeldecke hindurch beeinflussen. Meist senden die dafür verwendeten Geräte alle paar Sekunden ein bis zehn Pulse aus, die jeweils weniger als eine Millisekunde (Tausendstel Sekunde) andauern.

Was dann passiert, hängt von der Art der magnetischen Pulse ab: Folgen die Pulse rasch aufeinander, wird die Erregbarkeit der Nervenzellen verstärkt, ihre Aktivität nimmt also zu. Das ist bei Frequenzen von fünf Hertz (also fünf Impulsen pro Sekunde) oder mehr zu beobachten. Vermutlich beruht der Effekt darauf, dass die erregenden Synapsen effektiver werden – sie nehmen also verstärkt Kontakt zu benachbarten Nervenzellen auf. Wird dagegen ein deutlich langsamerer Rhythmus angeschlagen und folgen die TMS-Impulse nur mit einer Frequenz von höchstens einem Hertz aufeinander, tritt der gegenteilige Effekt auf: Die Aktivität der so beeinflussten Nervenzellen geht zurück, die Synapsen werden weniger „gesprächig".

Mit geeigneten Versuchsanordnungen lassen sich so bestimmte Hirnaktivitäten für kurze Zeit ganz ausschalten. Das ist in der Forschung nützlich, um auszumachen, wo bestimmte Hirnfunktionen genau angesiedelt sind. Auch vor operativen Engriffen in das Gehirn sind solche Informationen wertvoll.

Während es also recht plausibel erscheint, dass die transkranielle Magnetstimulation kurzfristig die Aktivität von Hirnregionen beeinflusst, sind die gelegentlich beobachteten längerfristigen Wirkungen weit weniger verstanden. Für die akuten Effekte gibt es Erklärungen, zu den Langzeitwirkungen allenfalls Theorien (Wassermann et al. 2012).

Für alle, die es genauer wissen wollen: Von der Schwierigkeit, ins Schwarze zu treffen

Sowohl für die Hirnforschung als auch für die Behandlung von Patienten ist es wichtig, genau zu wissen, wo im Gehirn ein Strom induziert wird. Statt einer ringförmigen Spule wird daher oft auch ein achtförmiger Doppelring verwendet. An der Verbindungsstelle beider Ringe ist der Puls besonders stark, das erlaubt einen gezielteren Einsatz der TMS. Allerdings breitet sich das induzierte elektrische Feld ungleichmäßig im Hirn aus – bevorzugt in flüssigkeitsgefüllten Räumen. Der Stromfluss ist daher keineswegs immer genau unter dem Kreuzungspunkt (oder unter der Mitte einer einfachen ringförmigen Spule) am stärksten. Daher ist es schwierig, genau „ins Schwarze" zu treffen, wenn man eine bestimmte Hirnstruktur beeinflussen möchte. Auch können nicht nur die direkt stimulierten Hirnregionen auf die Magnetpulse reagieren, sondern auch weiter entfernte Bereich des Hirns, die mit den Hirnzellen unter der Spule durch Nervenfasern verknüpft sind (Guse et al. 2010). Bei all diesen Unsicherheiten sei es manchmal überraschend, wie gut der gezielte Einsatz in der Praxis doch gelingt, bemerken die Hirnforscher Eric Wassermann und Trelawny Zimmermann von den National Institutes of Health in Bethesda, USA (Wassermann und Zimmermann 2012).

Allerdings ist die TMS eine Methode mit begrenztem Aktionsradius: Sie wirkt nur an der Oberfläche des Gehirns, kann also nur Aktivitäten beeinflussen, die in dieser Region, ein bis zwei Zentimeter unter der Spule, stattfinden. Besonders Nervenfasern, die parallel zur Schädeldecke verlaufen, werden in ihrer Aktivität moduliert, Fasern, die in das Innere des Gehirns führen, dagegen weniger.

Das Verfahren ist schmerzlos und kann ohne jede Betäubung vorgenommen werden. Der Proband spürt normalerweise allenfalls ein Muskelzucken oder leichtes Unbehagen. Das Risiko, mit den Magnetspulen einen epileptischen Anfall auszulösen, wie es früher gelegentlich vorkam, sei selten geworden, seit neue Richtlinien die Anwendung der TMS regulieren, stellte das Nuffield Council on Bioethics fest, als es 2013 die Anwendungen und Risiken neuer Neurotechnologien bewertete. Auch vorübergehende Gedächtnisstörungen träten nur selten auf (Nuffield Council 2013).

Eine andere Art von Risiko sehen die Autorinnen und Autoren des Nuffield-Council-Berichts allerdings darin, dass Forscher munter allerlei unbegründete Behauptungen aufstellen, was die Hirnstimulation zu leisten vermöge. Als Beispiel wird hier der Anspruch genannt, mit der transkraniellen Magnetstimulation das geistige Leistungsvermögen zu fördern.

Magnetstimulation als Allheilmittel

Von A wie Aufmerksamkeitsstörungen bis Z wie Zwangserkrankungen reicht die lange Liste der Leiden, die mit der transkraniellen Magnetstimulation kuriert werden sollen. Neben Depressionen sind das beispielsweise chronische Schmerzen, Tinnitus und viele andere Erkrankungen. Die Zahl der Studien, die dazu angestellt wurden, ist unüberschaubar. Wie Übersichtsarbeiten zeigen, sind die Ergebnisse längst nicht immer überzeugend:

So gibt es bei unangenehmen Ohrgeräuschen (Tinnitus) allenfalls Hinweise, dass die TMS kurzzeitig Linderung verschaffen kann, über eine langfristige Besserung ist dagegen nichts bekannt (Meng et al. 2011). Menschen die an Amyotropher Lateralsklerose (ALS) leiden, kann mit der transkraniellen Magnetstimulation – soweit es die wenigen und kleinen Studien erkennen lassen – nicht geholfen werden (Fang et al. 2013); ebenso wenig gibt es überzeugende Beweise für den Nutzen bei Schlaganfallpatienten (Hao et al. 2013). Auch bei chronischen Schmerzen fehlt es an überzeugenden Nachweisen, dass sie sich durch die Stimulation des Gehirns mit Magnetspulen nachhaltig bessern würden (O'Connell, N. E. et al. 2011). Das Nuffield Council hat offenbar gute Gründe für seine Warnung vor allzu überschwänglichen Versprechungen.

Für die Behandlung von Depressionen fanden allerdings einige Studien positive Effekte. Die TMS, so die Idee dahinter, stimuliert einen Bereich vorne links im Gehirn, der bei depressiven Menschen weniger aktiv ist als bei Gesunden. 2008 ließ die US-amerikanische Food and Drug Administration (FDA) die transkranielle Magnetstimulation als Therapieverfahren für Patienten mit schweren Depressionen zu. Auch das britische National Institute for Health and Care Excellence (NICE) beurteilt den Nutzen für depressive Patienten vorsichtig optimistisch (Nice 2007).

Etliche Forscher, die die vorhandenen Studien überprüften und in Übersichtsarbeiten zusammenfassten, bleiben indes skeptisch: Zwar zeigten einige klinische Studien, dass Menschen mit schweren Depressionen von der Magnetstimulation profitieren könnten, andere dagegen konnten eine solche Besserung nicht bestätigen. Generell scheint die Qualität der Studien oft zu schlecht, um ein abschließendes Urteil fällen zu können (Couturier 2005). Schlimmer noch: Gerade die besonders sorgfältigen und gut geplanten Studien fanden oft keinen Effekt, der über den einer Scheinbehandlung hinausging (Flynn 2010). Hier bestätigt sich, was in der medizinischen Forschung häufig zu beobachten ist: Kleine Studien finden oft große Effekte. Werden die Untersuchungen dann mit größeren Gruppen und methodisch aufwendiger wiederholt, schwindet die Hoffnung auf sensationelle medizinische Durchbrüche dahin: Große Studien ergeben meist sehr viel kleinere Effekte (Pereira et al. 2012). Quasi als Trost formuliert eine Gutachtergruppe, die keine überzeugenden Wirkungen der TMS bei Depressionen feststellen konnte: Die vorliegenden Studien seien so klein – und daher wenig aussagekräftig –, dass sich ein Nutzen auch nicht ausschließen lasse (Rodriguez-Martin et al. 2009).

Eine methodisch hochwertige Studie an vier US-Kliniken, die ohne Industriebeteiligung unternommen wurde, zeigte 2010 eine relativ bescheidene Wirksamkeit der Magnetpulse gegen Depressionen: Bei 13 von 92 mit TMS behandelten Patienten (14 %) ging die Depression zurück, als sie drei Wochen lang täglich für eine gute halbe Stunde mit TMS behandelt wurden. Bei einer Kontrollgruppe, die nur zum Schein behandelt wurde, ging es 5 von 98 Patienten besser (5 %) (George et al. 2010).

Obwohl der Effekt der Magnetspulen auf die Stimmung also durchaus ungewiss ist, knüpfen manche Forscher noch weitergehende Hoffnungen daran: Nicht nur Patienten mit schweren Depressionen soll aus dem dauerhaften Tief geholfen werden. Auch als gelegentlicher Stimmungsaufheller für Gesunde soll das Verfahren taugen. So berichtet eine Wissenschaftlergruppe der Universität Erlangen, dass TMS-Sitzungen an neun aufeinanderfolgenden Tagen die Stimmung gesunder Freiwilliger aufbesserten (Schaller et al. 2011). Saskia Nagel und Achim Stephan vom Institut für Kognitionswissenschaft der Universität Osnabrück sagten gar schon TMS-Partys voraus, „auf denen man per Magnetkraft für einige Zeit in positive Stimmung versetzt wird" (Nagel und Stephan 2009). Ferner sollen die Magnetpulse dem Gedächtnis auf die Sprünge helfen, die Konzentrationsfähigkeit verbessern und das Lernen erleichtern. Kurzum, die transkranielle Magnetstimulation wird bereits als effektives Neuro-Enhancement ohne Pillen und Pülverchen in Aussicht gestellt.

Tatsächlich wird die TMS bereits für solche Zwecke von privaten Kliniken und Praxen angeboten oder gar als „schonende Naturheilmethode" gepriesen, die das Hirn entgifte und die „kreative Plastizität des Gehirns" anrege. Konzentrations- und Denkfähigkeit würden gefördert, daher könne die TMS auch als Gehirndoping, etwa zur Prüfungsvorbereitung, dienen, heißt es auf der Webseite einer Praxis. Auch für Kinder und schwerkranke Menschen sei das Verfahren geeignet (http://magnetstimulation.org/de/rtms/was-ist-rtms.html; 31.07.2013). Auf der Webseite eines anderen Anbieters ist zu lesen: „Die innovative Behandlungsmethode ist auch zur (Hoch-)Leistungsoptimierung bei gesunden Personen geeignet." (http://www.prof-baumann.de/unsere-leistungen/neurostimulation.html; 05.08.2013)

Tatsächlich schildern einige Studien erstaunliche Wirkungen der Magnetstimulation. Ein Team um den Australier Allan Snyder, Direktor des „Centre for the Mind" an der University of Sydney, berichtet: Wenn mittels Magnetpulsen bei niedriger Frequenz bestimmte Hirnregionen blockiert wurden, verbesserte dies die Fähigkeit einiger Versuchspersonen, Schreibfehler in einem Text zu entdecken (Snyder et al. 2003). Auch gelang es Menschen besser, die Anzahl von gleichartigen Symbolen auf einem Computerbildschirm zu schätzen, wenn ihr Hirn mit der Magnetstimulation manipuliert wurde (Snyder et al. 2006). Damit, so die Forscher, würden ihre Versuchspersonen für die Dauer des Versuchs ähnliche Fähigkeiten zeigen wie sogenannte Savants. So werden Menschen genannt, die zwar oft kognitive Störungen haben, aber in bestimmten Bereichen eine „Inselbegabung" mit erstaunlichem Sinn für Details aufweisen. So können einige Savants sofort erkennen, dass beispielsweise genau 111 Streichhölzer zu Boden gefallen sind, wo andere Menschen nur ratlos „ziemlich viele" sagen könnten. Mit Magnetpulsen könne er bei normalen Menschen Savant-ähnliche Fähigkeiten hervorrufen, ist Snyder überzeugt. Seine Erklärung für das Phänomen: Die Pulse schalten Hirnregionen aus, die sonst dafür sorgen, dass wir Zusammenhängen, Bedeutungen und Konzepten mehr Beachtung schenken als den einzelnen Bestandteilen einer Szenerie. Fallen die Kontrollinstanzen weg, kommen die Hirnregionen zum Zug, die ausschließlich die Details erkennen und speichern. So würden die Fähigkeiten des Savants entfesselt, der in jedem von uns schlummere (Snyder 2009).

Doch Wissenschaftler, die eine größere Zahl bisher vorliegender Studien zum TMS-Neuro-Enhancement unter die Lupe nahmen, sind da sehr viel zurückhaltender. Eine Auswertung von 30 Studien, die sich mit der Verbesserung geistiger Fähigkeiten bei Gesunden und bei Menschen mit neurologischen Erkrankungen durch die transkranielle Magnetstimulation befassten, kam zu sehr gemischten Ergebnissen (Guse et al. 2010): 17 Studien hatten den Effekt der Magnetpulse auf die Aufmerksamkeit der Probanden untersucht. Nur in vier dieser Arbeiten zeigte sich eine Verbesserung; 19 Studien hatten das Ziel herauszufinden, ob sich mit TMS Lernen und Gedächtnis fördern lassen – gerade mal sechs davon fanden positive Effekte. Bei der deutlichen Mehrzahl der Untersuchungen blieb der erhoffte Anschub für das Hirn also aus, in einigen Studien verschlechterten sich die Fähigkeiten der Versuchsteilnehmer sogar. Positive Effekte – wo sie denn nachweisbar waren – fielen bei Patienten größer aus als bei Gesunden. Verbesserungen gab es in einigen Fällen beispielsweise beim Arbeitsgedächtnis, nicht aber bei komplexeren Funktionen: Die Fähigkeiten der Versuchspersonen zu planen, zu argumentieren oder Probleme zu lösen, verbesserten sich nicht. Die neurobiologischen Grundlagen all dieser Versuchsergebnisse seien unklar, betonen die Autoren der Übersichtsarbeit, auch fehle es an Untersuchungen zu langfristigen Auswirkungen. Außerdem waren die Studien oft viel zu klein und untereinander schlecht vergleichbar, da jeder Forscher ein anderes Vorgehen bevorzugte.

Auch Wissenschaftler, die durchaus optimistisch sind, dass die TMS und andere Stimulationsverfahren einmal helfen können, der abnehmenden geistigen und körperlichen Beweglichkeit im Alter entgegenzuwirken, betonen: Diese Forschung steht noch ganz am Anfang (Zimermann und Hummel 2010). Dass die transkranielle Magnetstimulation schon bald ein gängiges Verfahren sein könnte, um normale geistige Fähigkeiten in das Übernatürliche zu steigern, gar per Magnetpuls zum Genie zu werden, ist demnach kaum wahrscheinlich.

Gut und Böse mit Magnetkraft verschoben

Auch unser moralisches Urteilsvermögen versuchen Forscher mit magnetischen Pulsen zu manipulieren. So fand eine Schweizer Arbeitsgruppe heraus, dass unsere Entscheidungen weniger vom Empfinden für Fairness beeinflusst werden, wenn ein Bereich rechts vorne im Gehirn mit TMS außer Kraft gesetzt wird. Daria Knoch vom Institut für Empirische Wirtschaftsforschung der Universität Zürich und ihre Kollegen ließen ihre Versuchspersonen das Ultimatumspiel spielen. Es wird häufig herangezogen, um die Fairness zu erforschen. Die einfachen Spielregeln: Einer der beiden Spieler erhält eine bestimmte Summe – hier 20 Schweizer Franken. Die soll er nach eigenem Belieben mit seinem Mitspieler teilen. Der andere kann das Angebot annehmen – dann wird so geteilt, wie es der erste Spieler angeboten hat. Oder der zweite kann ablehnen, weil er seinen Anteil gar zu niedrig findet – dann bekommen beide nichts. Mit Blick auf den eigenen Ertrag müsste der zweite Spieler logischerweise jedes noch so unfaire Angebot annehmen – auch wenn der Anbieter beispielsweise 16 Franken für sich behalten und nur vier abgeben will. Vier Franken sind immerhin mehr als nichts. Doch die Erfahrung zeigt, dass viele solcher unfairen Angebote abgelehnt werden – der Wunsch, unfaires Verhalten zu bestrafen, überwiegt dann offenbar das Eigeninteresse – „wenn du so unfair teilen willst, sollst du gar nichts bekommen".

Wird jedoch der rechte vordere Stirnlappen mittels transkranieller Magnetstimulation vorübergehend ausgeschaltet, ist damit auch der Sinn für Fairness gehemmt: Die Spieler sind dann geneigt, zu nehmen, was sie kriegen können – und sei der Vorschlag noch so unfair. Nach 20 Spielrunden hatte mehr als ein Drittel der durch TMS beeinflussten Spieler jedes noch so niedrige Angebot akzeptiert. In der Kontrollgruppe hatte sich kein einziger Spieler darauf eingelassen, jedes „unmoralische Angebot" anzunehmen (Knoch et al. 2006).

Wissenschaftler des Massachusetts Institute of Technology und der Harvard University fanden eine andere Hirnregion, die Einfluss auf Urteilskraft und moralische Bewertungen hat. Auch diese ließ sich mit Magnetpulsen lahmlegen. Wenn eine Hirnregion hinter dem rechten Ohr, die sogenannte temporoparietale Übergangsregion, mittels TMS ausgeschaltet wurde, bewerteten die 20 Versuchspersonen fiktive Schandtaten deutlich anders als die Mitglieder einer unbeeinflussten Kontrollgruppe. Das Team um Liane Young untersuchte, wie verwerflich die Versuchsteilnehmer es beispielsweise fanden, wenn jemand seiner Freundin Gift statt Zucker in den Kaffee schüttet. Hier galt es, verschiedene Szenarien zu beurteilen: Entweder war tatsächlich Gift in der Dose oder es war doch nur Zucker; mal hatte der Täter die bewusste Absicht, die Frau zu vergiften, mal glaubte er, die Substanz sei harmlos. Der Einfluss der transkraniellen Magnetstimulation auf die moralische Bewertung zeigte sich vor allem dann, wenn in der Geschichte der Täter zwar Böses plante und überzeugt war, er täte Gift in den Kaffee, aber die Freundin dann doch nicht zu Schaden kam, da das vermeintliche Gift bloß Zucker war. Die Versuchspersonen, deren Hirnregion hinter dem Ohr durch Magnetkraft lahmgelegt war, beurteilten diese Handlungsweise deutlich milder als Versuchspersonen mit unbeeinflusster Urteilskraft. War diese Hirnregion magnetisch ausgeschaltet, kümmerten sich die Befragten weniger um die mörderischen Absichten des Täters als um den glimpflichen Ausgang der Geschichte. In ihrem moralischen Urteil verhielten sie sich eher wie ganz kleine Kinder: Nix passiert – nicht so schlimm. Hinter dem rechten Ohr sitzt offenbar eine Instanz unseres Gehirns, die daran mitwirkt, auch die Absichten zu bewerten und nicht nur die Konsequenzen, folgerten die Forscher (Young et al. 2010).

Offen ist die Frage, ob Magnetpulse nur kurzzeitig die Moral beeinflussen oder dauerhafte Persönlichkeitsveränderungen zur Folge haben können (Hamilton et al. 2011).

Offensichtlich bietet die Magnetstimulation eine vergleichsweise einfache Möglichkeit, in die Arbeit des Gehirns einzugreifen, die viele Wissenschaftler fasziniert. Dementsprechend ist die Zahl der Publikationen zu diesem Thema beständig gestiegen: Allein von der Jahrtausendwende bis zum Jahr 2005 hat sich die Zahl der pro Jahr publizierten einschlägigen Fachaufsätze verdoppelt (Hamilton et al. 2011). Wenn es auch bisher an überzeugenden Studien fehlt, die eine wirkliche Steigerung von Intelligenz, Gedächtnis und Denkvermögen durch Magnetkraft nachweisen, hat die Anziehungskraft dieser Idee offenbar nicht nachgelassen.

Das verkabelte Gehirn – vom Hirnschrittmacher zur Gedächtnisprothese?

„Liebling, was ist mit dir?"

„Hm? Was soll schon sein?"

„Du bist gar nicht gut drauf, immer so kurz angebunden in letzter Zeit. Lass doch bald mal deinen Stimmungsstimulator nachsehen. Ich denke, der müsste unbedingt neu eingestellt werden. So ist es ja nicht auszuhalten mit dir."

„Ja ja. Ich habe doch morgen einen Termin beim Neurotechniker. Hatte ich dir aber schon letzte Woche erzählt – hast du das mal wieder vergessen? Ich denke, du solltest unbedingt über einen neuen Memo-Chip nachdenken. Da gibt es inzwischen wirklich bessere Modelle als deins. Ist ja ruck, zuck! ausgetauscht, das kleine Ding im Kopf, und schon ist dein Gedächtnis wieder topfit. Das machen die inzwischen sogar ambulant."

„O.k., ich überleg's mir. Und wenn du morgen sowieso beim Neurotechniker bist, vereinbare in der Praxis doch bitte gleich auch einen Termin für den Jungen. Du weißt schon, die letzte Mathearbeit war wieder unterirdisch. Da muss bestimmt sein Dyskalkulie-Kompensator neu justiert werden. Vielleicht ist ja nur eine Elektrode ein wenig verrutscht. Oder ob es da auch etwas Neues gibt? Erkundige dich doch mal!"

Sicher, das ist ein völlig fiktiver Dialog. Noch gehören sie nicht zum Alltag: Elektroden im Hirn, die jederzeit für gute Laune sorgen, implantierte Chips, die als zusätzlicher Gedächtnisspeicher das Gehirn ergänzen, oder elektronische Impulsgeber im Kopf, die Lernschwächen bei Kindern ausgleichen. Aber nichts davon ist frei erfunden. Wissenschaftler denken längst darüber nach, wie sie das Gehirn elektronisch unterstützen können.

Elektroden im Gehirn, die das Denkvermögen anregen, oder Computerchips im Kopf, die einzelne Hirnfunktionen übernehmen oder steigern – das ist einerseits Stoff für unterhaltsame Science-Fiction. Wem fallen bei der Verbindung von Lebewesen und Elektronik nicht die Borg aus den „Star-Trek"-Filmen ein oder die an Maschinen gefesselten Menschen aus dem Film „Matrix". Für Mischwesen aus Mensch und Maschine wurde schon 1960 der Begriff „Cyborg" (aus dem Englischen „**Cyb**ernetic **Org**anism") geprägt (Clynes und Kline 1960). Die in den Körper zu integrierende Technik sollte die Menschheit fit machen für weite Reisen in den Weltraum, so dachte man sich das in den technikoptimistischen Sechzigern.

Andererseits überkommt wohl viele beim Gedanken an künftige „Plug-ins" für das Gehirn neben der Faszination auch ein Gruseln. Mutmaßlich wären die meisten Menschen weit eher bereit, sich unter den zeitweiligen Einfluss einer Magnetspule zu begeben oder eine „Intelligenzpille" zu schlucken, als mit Drähten und Computerchips im Gehirn ihrem Denkvermögen aufhelfen zu lassen. Die Psychochirurgie, die mit Operationen in Psyche und Intellekt eingreift, blickt auf eine gar zu dunkle Geschichte zurück.

Für alle, die es genauer wissen wollen: Unrühmlich und nobelpreisgekrönt – die präfrontale Lobotomie
Wie Funde aus der Steinzeit belegen, wurden auch damals schon Löcher in menschliche Schädel gebohrt. Heilungsprozesse am Knochen zeigen, dass Menschen solche Prozeduren überlebten. Diese „Trepanationen" gelten als früheste chirurgische Eingriffe überhaupt, und es wird spekuliert, dass vielleicht psychisch Kranke damit geheilt werden sollten. Womöglich nahm man an, dass böse Dämonen durch die Öffnung entweichen könnten (Faria 2013).

Operationen am Gehirn, die psychische Krankheiten und abweichendes Verhalten kurieren sollten, wurden vereinzelt seit Ende des 19. Jahrhunderts durchgeführt, insbesondere bei manisch-depressiven Patienten. Massenhaft aber wurden Schnitte in das Hirn populär, nachdem der portugiesische Arzt Egas Moniz ein Verfahren entwickelte, das die Verbindungen zwischen Bereichen des Stirnhirns (den präfrontalen Bereichen des linken und rechten Vorderlappens) und dem restlichen Gehirn kappte. Beflügelt wurde er durch Berichte über zwei dressierte Schimpansen, die nach einem solchen Eingriff weniger aggressiv und aufgeregt waren, wenn sie bei der Lösung einer Aufgabe Fehler machten. Moniz entwickelte daraufhin ein Verfahren, das bei Patienten, die beispielsweise an Schizophrenie litten, mit einem Schneidedraht Teile der Verbindungen im Gehirn durchtrennte. Die größere Fügsamkeit der Patienten nach dem Eingriff werteten die Ärzte als erfolgreiche Heilung. Da es sonst für die Schizophrenie keine wirksame Behandlung gab, erntete Moniz damit viel Ruhm und Anerkennung und erhielt 1949 den Nobelpreis für Medizin (http://www.nobelprize.org/nobel_prizes/medicine/laurea tes/1949/moniz-article.html; 11.08.2013).

Die Folgen für die solchermaßen „Kurierten" waren indes verhängnisvoll: Sie wurden apathisch und gefühlskalt, einige entwickelten epileptische Anfälle, viele starben an der grobschlächtigen Hirnchirurgie. Studien, die die Wirksamkeit des Verfahrens zuverlässig belegen könnten, gibt es nicht. Gleichwohl wurde dieser psychochirurgische Eingriff zehntausendfach durchgeführt, allein in den USA bei rund 40.000 Patienten.

Dort war es vor allem der Neurologe Walter Freemann, der die Methode für die Behandlung von Depressionen und Psychosen propagierte. Er lobotomierte eigenhändig Tausende Patienten, darunter auch Kinder, die als gar zu aufmüpfig galten – und nicht selten gegen den Willen der Patienten. Bei seiner Variante des Eingriffs führte er ein dem Eispickel ähnliches Instrument durch die Augenhöhle in das Gehirn ein und drehte es hin und her, um die vermeintlich schuldigen Nervenverbindungen zu kappen. Eines seiner prominentesten Opfer war Rosemary Kennedy, eine Schwester von Robert und John F. Kennedy. Nach einer Lobotomie, die ihre Erregbarkeit dämpfen sollte, wurde sie zum Pflegefall (Rubner 2010). Erst als Mitte der Fünfzigerjahre die ersten Psychopharmaka aufkamen, wurden die Schnitte in das Hirn allmählich seltener.

Wir Cyborgs

Häufig verweisen Befürworter der Neurotechnik darauf, dass Menschen sich längst daran gewöhnt hätten, technische Elemente mit ihrem Körper zu verbinden – von Arm- oder Beinprothesen über Brillen und Hörgeräte bis zum Herzschrittmacher reicht die Liste überaus nützlicher Körperergänzungen. Auch die direkte Verbindung von Elektronik und Nervensystem ist keine futuristische Fantasie mehr – erste Errungenschaften der Bioelektronik haben die medizinische Praxis erreicht oder sind zumindest auf gutem Wege dorthin:

- In Cochlea-Implantaten für Gehörlose regt eine implantierte Spule den Gehörnerv an, beim Eintreffen akustischer Reize Signale weiterzuleiten. So können Menschen hören, deren Sinneszellen im Innenohr defekt sind. Ein kleines Gerät außen am Ohr verarbeitet Schallinformationen und sendet elektrische Signale an das Implantat, die den Hörnerv stimulieren. Rund 30.000 Menschen in Deutschland hören nach Schätzungen der Deutschen Cochlear Implant Gesellschaft e. V. mit einem solchen Implantat. Auch Implantate im Hirnstamm werden erprobt, die Menschen das Hörvermögen zurückgeben sollen, deren Hörnerven nicht funktionsfähig sind. Bisher allerdings mit sehr mäßigem Erfolg (Deutsche Cochlear Implant Gesellschaft, http://www.schnecke-online.de/informieren/behandlung-und-reha/auditorisches-hirnstamm-implantat-abi.html; 10.08.2013).
- Schnittstellen zwischen Hirn und Computer (Brain Computer Interfaces) nutzen meist die Hirnströme, die außen am Schädel gemessen werden können (EEG), um damit beispielsweise einen

Cursor auf einem Computerbildschirm zu bewegen. Menschen, die vollkommen gelähmt sind („Locked-in-Syndrom"), können lernen, diese Ströme zu kontrollieren und so mit der Außenwelt kommunizieren (Universität Tübingen, http://www.mp.uni-tue bingen.de/mp/index.php?id=137; 10.08.2013). Es wurden auch bereits Elektroden direkt in das Hirn implantiert, um eine genauere Kontrolle zu ermöglichen (zum Beispiel Hochberg et al. 2006). Inzwischen allerdings ist auch die Präzision der Schnittstellen gestiegen, die auf den Eingriff in das Hirn verzichten. Gesunde Versuchspersonen lernten beispielsweise, mittels EEG-Strömen die dreidimensionalen Bewegungen eines virtuellen Hubschraubers zu steuern (Doud et al. 2011). Wissenschaftler entwickelten zudem eine über Hirnströme gesteuerte „mentale Schreibmaschine". Dabei werden Buchstaben auf einem Bildschirm angezeigt. Will der Proband beispielsweise ein „A" schreiben, konzentriert er sich auf diesen Buchstaben. Sein Gehirn reagiert dann mit einer Veränderung der elektrischen Signale, sobald das „A" auftaucht. Dieses Signal wird durch Elektroden am Kopf aufgezeichnet und so der gewünschte Buchstabe erkannt (Schmidt et al. 2012).

– Auch Armprothesen lassen sich prinzipiell durch Signale aus dem Gehirn kommandieren. Dafür werden beispielsweise Mikroelektroden in die Hirnareale implantiert, die gewöhnlich für die Armmuskeln zuständig sind. Andere Forscher setzen auch hier darauf, außen am Schädel die elektrische Aktivität der Hirnzellen zu erfassen. Die Signale werden in Bewegungen eines Kunstarms übersetzt. Dieser soll sich dann – nach ausgiebigem Training – „mit Gedankenkraft" steuern lassen. Derartige Prothesen sind, mit unterschiedlichen Konzepten, seit Jahren in der Entwicklung. Inzwischen entstanden erste Start-up-Unternehmen, die mit solchen Techniken ihr Geld verdienen wollen, etwa die aus der Universität Freiburg ausgegründete CorTec GmbH. Sie setzt auf eine Technologie, die gewissermaßen zwischen den außen am Schädel abgeleiteten Strömen und dem Einführen von Elektroden in das Gehirn liegt: Dabei wird eine Multi-Kanal Elektrode auf die Gehirnoberfläche gelegt. Diese ist mit einem Implantat verbunden, das durch die Haut hindurch nach außen mit einem Computer kommuniziert. Der Rechner erfasst die Messdaten – das heißt die Signale, die das Hirn erzeugt, wenn es eine bestimmte Bewegung veranlassen will – und steuert dann die Muskelbewegungen.

Die Gehirnaktivität wird somit gemessen, interpretiert und auf Muskeln oder künstliche Prothesen übertragen (http://bio-pro. de/magazin(thema(06458/index.html?lang=de & artikelid=/artikel/06606/index.html; 25.09.2013). Das Verfahren könnte genauer als die Nutzung von EEG-Informationen sein und gleichzeitig weniger riskant als das Einstechen von Elektroden in das Hirngewebe. Doch klinische Studien, die das System erproben sollen, sind noch in Vorbereitung.

So viel auch schon über „gedankengesteuerte Prothesen" in Fachzeitschriften und Massenmedien berichtet wurde, und so vielversprechend diese in Einzelfällen bereits erprobten Techniken sein mögen – im medizinischen Alltag sind sie bisher noch nicht angekommen.

– Öffentliche Aufmerksamkeit erregen seit vielen Jahren auch Arbeiten an einer künstlichen Netzhaut, die Blinden das Augenlicht wiedergeben soll. Dafür werden Chips mit zahlreichen Fotodioden in das Auge implantiert, die Lichtsignale in elektrische Impulse umwandeln, die dann vom Sehnerv an das Gehirn weitergeleitet werden. Vollmundige Ankündigungen vor der Jahrtausendwende, schon bald eine Ersatznetzhaut anbieten zu können (Rögener 1998), wurden in den letzten 15 Jahren zwar nicht wahr. Doch neuerdings können einige Menschen mit einem Implantat, das die Arbeitsgruppe von Eberhart Zrenner an der Universität Tübingen entwickelte, zumindest schemenhaft Licht, Formen und Bewegungen erkennen (Stingl et al. 2013).

Ein anderes Modell ist bereits auf dem Markt: Die Sehprothese von Second Sight Medical Products. Dieses Unternehmen wurde 1998 in Kalifornien mit dem Ziel gegründet, eine Netzhautprothese zu entwickeln. Eine kleine Kamera, die in eine Brille integriert ist, nimmt die Umgebung auf und sendet die Informationen an einen im Auge implantierten Empfänger. Der wiederum leitet die Signale an ein Elektrodengitter weiter, das dann kleine elektrische Impulse aussendet. Diese stimulieren verbleibende Zellen in der Netzhaut und darüber den Sehnerv. So erleben die Patienten einfache Seheindrücke. Einige können auf diese Weise sogar große Buchstaben erkennen, ergab eine Studie unter Mitwirkung des Herstellers (da Cruz et al. 2013).

Vor allem Patienten mit der Augenerkrankung Retinitis pigmentosa könnten von derartigen Systemen profitieren, wenn diese einmal zur Praxisreife gelangen sollten. Bei dieser Erkrankung sterben die Netzhautzellen allmählich ab, bis die Betroffenen nach Jahren oder Jahrzehnten völlig erblinden. Doch bleibt der Sehnerv selbst intakt – eine unerlässliche Voraussetzung, damit die Netzhautprothesen funktionieren könnten.

Vom Ersatz zum Enhancement

Die technischen Ersatzteile für Auge und Ohr könnten künftig nicht nur für blinde oder gehörlose Menschen interessant werden. Der Ausgleich eines Mangels eröffnet prinzipiell auch den Weg zu Implantaten, die übermenschliche Leistungen ermöglichen. Das Unerhörte hören, das Ungesehene sehen – beides scheint damit näher gerückt. Das künstliche Ohr müsste dafür zusätzlich zum normalen Bereich tiefere oder höhere Schallfrequenzen erfassen. So könnte der Mensch mit dem Gehör einer Fledermaus ausgestattet werden oder mit seismischen Sensoren, die Erdbewegungen hörbar machen. Menschen mit derartig erweitertem Gehör würden in einer völlig neuen Klangwelt leben (Grüter 2011).

Ähnliches gilt für die künstliche Netzhaut. Wenn diese es schafft, das normale Sehen zu ersetzen, könnte sie auch mit Eigenschaften aufgerüstet werden, die bisher unsichtbare Welten zugänglich machen. So könnte ein derart übermenschliches Auge auch ultraviolettes Licht erfassen oder mit Sensoren für Wellenlänge im Infrarotbereich zum körpereigenen Nachtsichtgerät werden. Aus der Sehprothese würde so ein Gerät entstehen, das vielfach gesteigerte Sinneseindrücke vermittelt, vergleichbar mit den Augenimplantaten des blinden Chefingenieurs auf dem Raumschiff „Enterprise": Dieser Geordi La Forge kann damit weit besser sehen als der Rest der Besatzung. Dergleichen Möglichkeiten machen die Neurotechnik nicht zuletzt für den militärischen Einsatz interessant (Decker und Fleischer 2008).

Eine besondere Stellung unter den Möglichkeiten, Hirn und Technik zu koppeln, nimmt die „tiefe Hirnstimulation" ein. Sie wird für eine wachsende Anzahl von neurologischen und psychischen Erkrankungen erprobt. Als „Hirnschrittmacher" – in vertrauenerweckender Analogie zum längst bekannten Herzschrittmacher – werden diese Geräte bezeichnet, die vor allem Parkinsonpatienten das Leben erleichtern können. Sie verhindern das typische Zittern (Tremor) und andere Bewegungsstörungen, die mit dieser Krankheit einhergehen. Dafür werden dünne Drähte – Elektroden – tief in das Gehirn eingeführt, bis zum Nucleus subthalamicus, eine erbsengroßen Struktur. Dieser ist Teil des Zwischenhirns, das für die Steuerung der Grobmotorik zuständig ist. Wenn in diesem Gebiet die Nervenzellen nicht, wie es sich gehört, fein abgestimmt nacheinander aktiv sind, sondern stur alle im gleichen Takt feuern, kommt es zu dem gefürchteten Muskelzittern. Elektroden, die hierhin elektrische Signale mit hoher Frequenz senden, können den Tremor stoppen. Das Verfahren der tiefen Hirnstimulation gilt mittlerweile als übliche Therapie für Parkinsonpatienten, deren schwere Symptome durch Medikamente allein nicht zu bekämpfen sind. Inzwischen werden „intelligente" Schrittmacher entwickelt, die nicht dauernd aktiv sind, sondern nur bei Bedarf die Nervenzellen aus dem „unsinnigen" Gleichtakt bringen sollen. Die Forscher hoffen, damit die Nebenwirkungen wie Sprach- und Gleichgewichtsstörungen zu reduzieren (http://www.fz-juelich.de/Shared Docs/Pressemitteilungen/UK/DE/2012/12-05-07DBS_SMART. html; 08.08.2013). Am Klinikum der Universität München werden „rückgekoppelte" Schrittmacher erprobt, die bemerken sollen, wie viel Stimulation ein Patient gerade benötigt (http://idw-online.de/de/news546681; 11.08.2012).

Auch gegen psychische Erkrankungen soll die tiefe Hirnstimulation helfen. Hierfür werden andere Hirnareale unter Strom gesetzt, bei Depressionen etwa der Nucleus accumbens, der zum Belohnungssystem des Gehirns gehört (Bewernick et al. 2012). Auch die Stimulation des sogenannten medialen Vorderhirnbündels reduziert die Symptome der Depression (Schläpfer et al. 2013). Allerdings wurde dieses Vorgehen erst an relativ wenigen Patienten erprobt. Erst recht gilt das für eine große Zahl weiterer psychischer

Störungen, bei denen Forscher mit Elektroden im Kopf experimentieren, von Zwangserkrankungen über das Tourette-Syndrom bis zur Alkoholsucht (Kuhn et al. 2007, Kuhn et al. 2010).

Eine Reihe von Wissenschaftlern warnt jedoch davor, das Einsatzgebiet der tiefen Hirnstimulation unkontrolliert immer mehr auszuweiten (Fins et al. 2011). Sie äußern sich sehr besorgt darüber, dass die US-amerikanische Zulassungsbehörde FDA das Verfahren mit einer Ausnahmeregelung („Humanitarian Device Exemption") auch für die Behandlung von Zwangserkrankungen zulässt. Die Forscher fordern, die Hersteller der Geräte sollten zunächst klinische Studien durchführen, die den Nutzen bei solchen Erkrankungen belegen. Patienten könnten dann im Rahmen der Studien Zugang zu der experimentellen Therapie erhalten. Die Umgehung solcher Studien diene dagegen den wirtschaftlichen Interessen des Herstellers, seine Marktanteile auszuweiten, kritisieren sie. Die Bedenken wirken umso gewichtiger, als sie auch von Wissenschaftlern geäußert werden, die selbst mit der tiefen Hirnstimulation arbeiten.

Besser denken mit Elektroden

Die Neurotechnik rückt uns offensichtlich immer näher auf den Leib. Zigtausende Menschen leben bereits mit Cochlea-Implantaten oder Hirnschrittmachern. Ein großer Hersteller von Geräten für die tiefe Hirnstimulation, die US-Firma Medtronic, gibt an, dass von 1995 bis 2011 weltweit mehr als 80.000 Menschen mit ihren Implantaten behandelt wurden. Nach Angaben der FDA sollen rund 188.000 Menschen auf der Welt bis 2009 mit Cochlea-Implantaten ausgestattet worden sein (Davis 2009), ganz abgesehen von „altmodischerer" Körpertechnik wie Prothesen und Herzschrittmachern. Da erscheint die Schätzung der US-amerikanischen Literaturkritikerin Katherine Hayles durchaus plausibel, ungefähr 10% der Bevölkerung der USA seien vermutlich im technischen Sinn Cyborgs.

Doch ein Cyborg ist nicht wie der andere. Wenn Teile des Gehirns mit elektrischen Impulsen gereizt werden, um schwere Krankheitssymptome zu lindern, ist das keinesfalls gleichzusetzen mit dem Versuch, Psyche, Gedächtnis und Intellekt gesunder Menschen technisch zu optimieren. Nicht zuletzt ist der Eingriff in das Hirn mit erheblichen Risiken verbunden – von Persönlichkeitsveränderungen (Klinkhammer 2011) bis zu tödlichen Hirnblutungen. Bei Kranken sind diese Risiken gegen die Chance abzuwägen, durch den Eingriff schwere Krankheitssymptome zu lindern.

Doch kein Arzt darf Gesunde solchen Risiken aussetzen, um etwa herauszufinden, ob und wie sich Gedächtnis und Intelligenz mit kleinen Stromstößen optimieren lassen. Daher werden Versuche, solche Wirkungen von implantierten Elektroden zu erforschen, oft im Rahmen von ohnehin geplanten medizinischen Behandlungen unternommen. So etwa mit einer Gruppe von Epilepsie-Patients. Für Untersuchungen vor einer Operation wurden ihnen Elektroden in eine Hirnregion namens „Entorhinaler Cortex" eingepflanzt – die Ärzte wollten damit herausfinden, wo die epileptischen Anfälle genau ihren Ursprung nahmen. Diese Region im Gehirn ist entscheidend für die Aufnahme neuer Erinnerungen in das Gedächtnis. Ist sie geschädigt, führt das zu gravierenden Gedächtnisstörungen (http://dasgehirn.info/entdecken/anatomie/der-gyrus-parahippo-campalis/; 09.08.2013). Wo die Elektroden sowieso schon in diesen interessanten Bereich implantiert waren, nutzten die Forscher dies für ein Experiment: Die Patienten sollten – wie in einem Computerspiel – in einem virtuellen Stadtviertel bestimmte Läden aufsuchen und sich merken, wo diese zu finden waren. Währenddessen wurde mal Strom durch die Elektroden geleitet, mal nicht – ohne dass die Patienten wussten, wann ihr Hirn stimuliert wurde. Galt es später, die Läden wiederzufinden, zeigte sich: Wenn der Entorhinale Cortex während des Lernens stimuliert worden war, konnten sich die Versuchspersonen besser erinnern. Sie fanden die Läden schneller und wählten kürzere Wege in der virtuellen Umgebung. Nach Geschäften, die sie sich ohne elektrische Unterstützung gemerkt hatten, suchten sie deutlich länger. Mit nur sieben Versuchspersonen war die Studie zwar sehr klein, doch deutet sie darauf hin, dass es prinzipiell möglich ist, das Gedächtnis mit tief im Hirn sitzenden Elektroden zu besseren Lernleistungen zu bringen (Suthana et al. 2012).

Manchmal ist es auch der bloße Zufall, der die Macht der Hirnsonden offenbart, das Verhalten zu verändern. So bei einem Patienten, der wegen einer Angsterkrankung und schweren Depressionen mittels tiefer Hirnstimulation behandelt wurde. Gegen diese

Krankheiten half die Stimulation zwar nicht. Doch war der Patient danach ganz unerwartet von seiner Alkoholabhängigkeit befreit (Kuhn et al. 2007).

Aufschlussreiche Nebenwirkungen

Gerade die Nebenwirkungen der tiefen Hirnstimulation sind es, die auf deren Möglichkeiten für das Neuro-Enhancement hinweisen. In der Mehrzahl der Fälle wird die Stimulation zwar recht gut vertragen. Immer wieder wird aber auch über gravierende Persönlichkeitsveränderungen und Veränderungen der kognitiven Fähigkeiten berichtet – mal zum Besseren, mal zum Schlechteren.

Nicht selten beeinträchtigt die Hirnstimulation die Sprache – die Patienten sprechen weniger flüssig als zuvor. Unglücklicherweise bessert sich dieser Schaden oft auch dann nicht, wenn die Patienten schon jahrelang mit dem Hirnschrittmacher leben. Vergleichbare Patienten, die nur mit Medikamenten behandelt werden, schneiden hier im Durchschnitt besser ab. Bei Patienten, die schon in einem frühen Stadium der Parkinsonerkrankung mit der tiefen Hirnstimulation behandelt wurden, besserten sich einige sprachliche Fähigkeiten – so konnten sie Gegenstände, mit denen sie hantierten, besser benennen. Andere verschlechterten sich, so fiel es den Patienten schwer, die Vergangenheitsform von Verben zu bilden (Phillips et al. 2012).

Auch das episodische Gedächtnis, also die Fähigkeit, sich an Ereignisse aus dem eigenen Leben zu erinnern, lässt mit der Hirnstimulation manchmal nach. In einigen Studien wurde zudem berichtet, dass sich die Fähigkeit zum abstrakten logischen Denken bei einigen Patienten verschlechterte.

In anderer Hinsicht besserten sich jedoch die Auffassungsgabe, so bei Aufgaben, die Flexibilität im Denken verlangten. Einige Patienten haben nach der Implantation des Hirnschrittmachers zwar Probleme, über eine Entscheidung gründlich nachzudenken – sie entscheiden gar zu impulsiv. Dagegen lernen sie besser als vor der Operation, wenn eine Belohnung winkt. Beim „Wisconsin Card Sorting Test" schnitten Patienten im Durchschnitt besser ab, wenn ihr Hirnschrittmacher eingeschaltet war, als ohne Stimulation. Bei diesem Test sollen die Versuchsteilnehmer Spielkarten mit verschiedenen Symbolen sortieren. Nur wissen sie zunächst gar nicht, nach welchen Kriterien: Kommt es auf die Art der Symbole an, auf deren Anzahl oder auf die Farbe? Die Testteilnehmer erhalten erst während des Tests Rückmeldungen, ob sie gerade falsch oder richtig sortieren, und können so nach und nach die Spielregeln erkennen. Eine Fähigkeit zum logischen Schließen, die der Hirnschrittmacher offenbar in einigen Fällen fördert. Auch das Arbeitsgedächtnis kann von der Stimulation profitieren (Daniele et al. 2012, Halpern et al. 2009).

Frustrierend muss es für Ärzte sein, wenn Patienten, bei denen die Behandlung eigentlich gut anschlägt, dennoch tief unglücklich über das Ergebnis sind. Einige Fallberichte zeigen, wie schwer die Wirkungen der Stimulation vorherzusehen und zu verstehen sind. So wurden bei einer 38-jährigen Journalistin die Symptome einer genetisch bedingten frühen Parkinsonerkrankung durch die tiefe Hirnstimulation zwar gelindert. Dennoch war die Frau keineswegs zufrieden. Sie sei nicht mehr „sie selbst", klagte sie. Trotz ihrer Behinderung durch schwere Bewegungsstörungen hatte sie vor dem Eingriff gern gearbeitet. Die Bewegungsstörungen besserten sich durch die Stimulation erheblich. Doch die Frau gab ihren Beruf auf, sie verlor ihre Vitalität und das Interesse an ihrer Familie.

Ein anderer Patient dagegen empfand, dass er durch die Stimulation nicht nur von den Symptomen der Parkinsonerkrankung befreit wurde, sondern nun erst richtig „er selbst" sei. Sein gewachsenes Selbstvertrauen und die neu gewonnene Autonomie verstörten allerdings seine Ehefrau, die jahrelang für ihn gesorgt und die Verantwortung getragen hatte. Die radikal veränderte Persönlichkeit ihres Mannes schien ihr fremd, eine schwere Ehekrise war die Folge (Kraemer 2011).

In einem Fall entwickelte ein Patient nach der Stimulation ein lebhaftes Interesse an Aktmalerei. Zuvor hatte er – von Beruf Architekt – allenfalls Häuser gemalt. Andere Patienten wurden reizbar, unkonzentriert, depressiv oder manisch.

Derartige Persönlichkeitsveränderungen, Verbesserungen und Verschlechterungen einzelner Fähigkeiten treten offenbar nicht selten auf. Jeder Arzt, der Patienten bei der tiefen Hirnstimulation begleite, sehe regelmäßig solche Fälle, heißt es (Raabe 2011). Aussagekräftige Langzeitstudien dazu fehlen.

Die beschriebenen Nebenwirkungen sollten nicht grundsätzlich gegen die Hirnstimulation sprechen, meint der Neurologe Michael Schüpbach von der Universitätsklinik Basel, der einige der bizarren Fälle von Persönlichkeitsveränderungen beschrieben hat. Viel hänge davon ab, wie gut der komplizierte Eingriff durchgeführt werde. Durch eine individuelle Anpassung der Stimulierung und durch Medikamente lasse sich auch mancher negative Effekt minimieren (Schüpbach 2012). Außerdem bleibt die Möglichkeit, die Elektroden wieder abzustellen, wenn die Nachteile überwiegen. Letztlich kommt es immer auf eine sorgfältige Abwägung von Nutzen und Schaden an.

Aufschlussreich sind die Nebenwirkungen aber insofern, als sie zeigen: Mit den tief in das Gehirn eingeführten Elektroden lässt sich noch weit mehr bewirken, als die Linderung von Krankheitssymptomen.

Die Übergänge zwischen Therapie und Enhancement erscheinen dabei oft fließend: Was schwer depressive Menschen in ein normales Leben zurückholen kann, taugt mutmaßlich auch, um bloße Anfälle von schlechter Laune zu vertreiben oder gar gezielt ein besonderes Stimmungshoch zu erzeugen. Wenn die Pulse der Elektroden im Hirn in Einzelfällen gegen Alkoholsucht helfen, macht das wahrscheinlich, dass sie auch andere erwünschte Verhaltensänderungen bewirken können. Wo bisher einzelne Effekte auf das Lernvermögen eher nebenbei beobachtet werden, erscheint auch ein gezielter Einsatz nicht unmöglich, etwa um dem Arbeitsgedächtnis auf die Sprünge zu helfen. Wichtige Aspekte dessen, was die Persönlichkeit eines Menschen ausmacht, sind offenbar zumindest im Prinzip mit solchen Techniken zu beeinflussen. Wie der Journalist Ulrich Bahnsen formuliert: „Mit Elektrodenimplantaten im Thalamus rüttelt die Neurotechnik am Tor zum Ich." (Bahnsen 2007)

Eine ganze Reihe von Studien befasst sich nun mit Möglichkeiten, Lernen und Gedächtnis mit elektrischen Impulsen tief im Gehirn oder auch an der Oberfläche der Großhirnrinde zu fördern (Suthana und Fried 2013). Gegenüber früheren drastischen Eingriffen der Hirnchirurgie haben die Elektroden im Gehirn den gewaltigen Vorteil, dass diese Intervention reversibel ist – schaltet man den Schrittmacher aus, verschwinden gewünschte wie unerwünschte Effekte gewöhnlich wieder. Das mag indes auch die Hemmschwelle senken, mit dem direkten Draht in das Hirn zu experimentieren.

Verbindungen von Gehirn und Technik könnten in Zukunft Gelähmten oder Amputierten helfen; Elektroden werden möglicherweise genutzt, um Fähigkeiten des Gehirns hervorzukitzeln, die zuvor brachlagen oder zumindest nicht optimal genutzt wurden. Doch einige Forscher wollen mehr: Wenn sich Elektronik und Biologie so vorteilhaft verknüpfen lassen, sollte es auch möglich sein, die geistigen Fähigkeiten mit elektronischen Modulen deutlich aufzurüsten, Gehirn und Computer zu ganz neuen Symbiosen zu verbinden, glauben sie. „Transhumanismus" nennt sich diese Denkschule, die mit technischen und genetischen Manipulationen die Möglichkeiten des Menschen ins Ungeahnte steigern will. Damit würde eine neue, übermenschliche Art entstehen.

So, wie wir heute zum Beispiel mit einem neuen Arbeitsspeicher den Laptop beschleunigen, sollte sich nach diesen Vorstellungen auch das Gehirn mit elektronischen Bauteilen ankurbeln lassen. Im visionären Angebot der Futurologen gibt es einiges, etwa der Chip, der das Gedächtnis erweitert – sozusagen als zweite Festplatte. Oder ein Modul, das ganz neue Fähigkeiten verleiht, wie die, eine bisher unbekannte Fremdsprache zu verstehen.

Bis zum Jahr 2040 werde der nicht biologische Anteil unserer Intelligenz größer sein als der biologische, prophezeit etwa Ray Kurzweil, ein bekannter Vertreter dieser Denkrichtung, der als „Director of Engineering" beim Unternehmen Google tätig ist. Unvorstellbar winzige Maschinen – Nanoboter – würden künftig in den feinsten Blutgefäßen unseres Gehirns kreisen und sowohl mit den Gehirnzellen als auch mit dem Internet kommunizieren. Auch Unsterblichkeit durch neue Software für die Zellen sei keine aussichtlose Idee (Kurzweil 2002, Pryjda 2013).

Hier sollte an das immer wieder anderen Quellen (von Mark Twain bis Karl Valentin) zugeschriebene Diktum erinnert werden, dass Vorhersagen immer schwierig sind, zumal wenn sie die Zukunft betreffen. Im gleichen Beitrag, in dem Kurzweil vor mehr als zehn Jahren ankündigte, das Gehirn erhalte bald direkten Zugang zum Internet und man könne sich künftig gar „an den sensorischemotionalen Strahl anderer Personen anschließen, um zu erfahren, wie es ist, dieser Mensch zu sein", machte er auch eine konkret überprüfbare Vorhersage: Bis 2010 werde es keine herkömmlichen

Computer mehr geben, die Elektronik sei dann in die Kleidung integriert; Brillen oder Kontaktlinsen würden hochauflösende Bilder direkt auf die Netzhaut projizieren und unser Sichtfeld rund um die Uhr mit zusätzlichen Informationen versorgen. Eine Idee, die sich offensichtlich nicht mit der gedachten Geschwindigkeit in die Realität umsetzen ließ.

Eine der spektakulärsten Visionen mag es sein, Menschen könnten mittels Klonen und elektronisch gespeicherter Gedächtnisinhalte Unsterblichkeit erlangen. Der menschliche Körper, so setzt dieses Gedankenexperiment voraus, werde sich bald mittels Klonen duplizieren lassen. Doch fehlten einem solchen „zweiten Ich" natürlich das Wissen, die Erfahrungen und damit die Persönlichkeit, die jemand im Lauf seines Lebens erworben hat. Diese im Hirn gespeicherten Gedächtnisinhalte sollen daher auf einen elektronischen Speicher hochgeladen werden – einen „Gedächtnischip". In rund 30 Jahren werde diese Technik verfügbar sein, schätzen die Verfechter dieser Idee. Die Kombination aus biologischem Klon und elektronischem Gedächtnis ergäbe dann eine vollkommene Kopie der ursprünglichen Person. Da sich dieser Vorgang beliebig wiederholen ließe – wenn auch der Klon eines Tages altert –, wäre dies ein Weg zur unbegrenzten Fortexistenz. Auch sollte es möglich sein, das Gedächtnis einer Person auf eine andere zu übertragen. Einigen Forschern scheinen diese Aussichten jedenfalls nahe genug, bereits jetzt nach Richtlinien für einen solchen neurowissenschaftlichen Jungbrunnen zu verlangen. Indes ist es für die Transhumanisten offenbar keine Option, derlei Entwicklungen ganz zu stoppen. Dies würde unweigerlich dazu führen, dass sich allein die Maschinen weiterentwickeln und schließlich die Menschheit beherrschen, versichern sie (McGee und Maguire 2007).

Tatsächlich geht es in der Realität etwas gemächlicher zu. Viele Ideen, die gewöhnlichen Möglichkeiten des Gehirns mit technischen Einbauten zu übertrumpfen, sind bisher allenfalls im Stadium von Tierversuchen. Hier geht manches vor sich, was ebenso erstaunlich wie umstritten ist. So berichtet ein Team des brasilianischen Neurowissenschaftlers Miguel Nicolelis im Frühjahr 2013 über Laborratten, deren Gehirne mit einem Kabel vernetzt wurden und nun mittels elektronischer Gedankenübertragung kommunizieren. Einige Tiere lernten zunächst, dass sie Wasser erhielten, wenn sie denjenigen von zwei Schaltern im Käfig drückten, über dem ein Licht aufleuchtete. Mit 32 Elektroden im Großhirn wurde dabei die Aktivität der Nervenzellen erfasst. Diese Informationen wurden über ein Kabel in das Hirn einer anderen Ratte überspielt, die keinen optischen Hinweis erhielt, welchen Schalter sie drücken musste, um ihren Durst zu löschen. Doch die Informationen aus dem Hirn des besser informierten Tieres lenkten sie in 70 % der Fälle zum richtigen Schalter (Pais-Vieira et al. 2013).

Inzwischen arbeitet das Team daran, auch Affenhirne zu vernetzen. Einige Forscher werfen Nicolelis indes Ideenklau vor, er habe die Einfälle für seine Experimente von anderen Wissenschaftlern übernommen (Charisius 2013). Doch vielleicht war das nur eine spezielle, noch unerforschte Form der Gedankenübertragung.

Auch die Krücke für den Weg vom Kurz- zum Langzeitgedächtnis gibt es noch nicht: Der „künstliche Hippocampus", der seit vielen Jahren angekündigt wird, lässt auf sich warten. Als Hippocampus wird eine Region des Gehirns im Schläfenbereich bezeichnet, die nötig ist, um Erfahrungen aus dem Kurzzeit- in das Langzeitgedächtnis zu übertragen. Menschen, bei denen er geschädigt ist, etwa durch eine Demenzerkrankung, behalten zwar ihre früher gespeicherten Erinnerungen, können sich aber Neues nur für kurze Zeit merken. Ein Ersatzteil für diese Schaltstation erscheint hier durchaus nützlich. Dementsprechend groß war die Euphorie, als ein solches vor mehr als zehn Jahren angekündigt wurde: Ein Team um Theodore Berger von der University of Southern California in Los Angeles hatte 2003 über einen Chip aus seinem Labor berichtet, der die Aufgaben des Hippocampus übernehmen könne. Dafür registrierten die Forscher an Hippocampus-Präparaten aus Rattenhirnen, welcher elektrische Input – der sozusagen den aktuellen Erfahrungen entspricht – welchen Output hervorbringt – also die Signale, die zum Langzeitgedächtnis weitergeleitet werden. Anschließend bauten sie einen Chip, der die gleiche Rechenleistung vollführt. Bevor das Ganze noch an lebenden Tieren getestet war, berichtete bereits das Magazin „New Scientist" darüber (Graham-Rowe 2003). So war der künstliche Hippocampus in der Welt, zumindest in der Welt der Medien, die nicht nur über die „erste Hirnprothese weltweit" schrieben, sondern auch schon ankündigten, es werde bald „künstliche Gehirne" geben (Schorff 2003). Einige Jahre werde das allerdings noch dauern, hieß es. Fast zehn Jahre vergingen jedoch, bis die ersten Tests an Tieren unternommen wurden. Ob und wann ein künstlicher Hippocampus einmal für den medizinischen Einsatz verfügbar sein wird, ist nicht absehbar.

Für alle, die es genauer wissen wollen:
Erste „Hirnprothesen" im Test

Zunächst testete ein Forscherteam um Theodore Berger und Sam Deawyler an Laborratten ein elektronisches Bauteil, das Aufgaben des Hippocampus, also des Grenzübergangs zwischen Kurzzeit- und Langzeitgedächtnis, übernehmen soll. Den Nagern wurden dafür zwei Plättchen mit jeweils 16 feinen Drähten (Elektroden) in den Hippocampus eingepflanzt. Die Tiere lernten anschließend, in welcher Abfolge sie zwei Hebel drücken mussten, um Trinkwasser zu erhalten. Derweil beobachteten die Forscher die elektrische Aktivität im Hippocampus. Insbesondere interessierten sie sich dabei für zwei Regionen des Hippocampus, CA1 und CA3 genannt. Der Austausch zwischen diesen beiden ist es, der Gedächtnisinhalte aus dem Kurzzeit- in das Langzeitgedächtnis überführt, so nehmen die Forscher an.
Sie ermittelten daher, nach welchen Gesetzmäßigkeiten Signale, die im Areal CA3 ankamen (der Input), in Signale umgewandelt wurden, die dann im Areal CA1 messbar waren (der Output).
Mit Medikamenten wurde nun der Hippocampus lahmgelegt. Wie erwartet, versagten die durstigen Nager daraufhin bei ihren Versuchen, an Wasser zu kommen: Sie wussten nach kürzester Zeit nicht mehr, welchen Hebel sie schon betätigt hatten und welcher als nächster an der Reihe war.
Die Forscher ließen daraufhin bei den vergesslichen Ratten einen Mikrochip die Umrechnung von CA3-Signale in CA1-Signale durchführen. Tatsächlich sendete dieser die erforderlichen Impulse aus – die Ratten erinnerten sich wieder, wie sie mit dem verzwickten Wasserspender umgehen mussten (Berger et al. 2011).

Auch im Hirn von Affen hat die Forschergruppe danach elektronische Vermittlungsversuche unternommen. Die Tiere sollten auf einem Monitor unter verschiedenen Bildern diejenigen erkennen, die sie bereits zuvor einmal gesehen hatten. Die Forscher nahmen dabei Signale aus Nervenzellen des Stirnhirns auf, die für das korrekte Ausführen dieser Aufgabe wichtig waren. Bekamen die Affen Kokain, änderten sich die Signale, und die Tiere wählten oft ein falsches Bild – die Signalübertragung war gestört. Spielten die Forscher dann jedoch das entscheidende Signalmuster durch ein elektronisches Bauteil in das „bekokste" Affenhirn, wurde die Leistung der Tiere wieder besser (Hampson et al. 2012).

So faszinierend solche Experimente sein mögen: Noch sind es offensichtlich sehr begrenzte Leistungen, die die sogenannten Hirnprothesen in Tierversuchen vollbringen. Ob und wann sie einmal einen medizinischen Nutzen erbringen werden oder gar ein übermenschliches Gedächtnis verleihen können, ist völlig offen. Wer heute schon über einen denkbaren Nutzen von Neuroprothesen für Kinder mit Hirnschäden diskutiert, als stünde deren Einsatz kurz bevor (Lucas 2012), erweckt falsche Hoffnungen.

Hirnstimulation als „X-Faktor"

Ob und wann elektrische Denkkappen, elektronische Gedächtnischips oder ähnliche Geräte massenhaft in unseren Alltag einziehen könnten, weiß derzeit niemand zu sagen. Doch scheinen solche Vorstellungen wiederum nicht so utopisch, dass wir uns mit dieser Möglichkeit nicht auseinandersetzen müssten. So beschäftigten sich beispielsweise die Teilnehmer des Weltwirtschaftsforums in Davos 2012 mit der Möglichkeit, Gehirnleistungen elektrisch zu „boosten", sie also mit elektrischen Impulsen in die Höhe zu treiben. Eine Handvoll von Studien zeige, dass eine elektrische Stimulierung Gedächtnisleistungen in die Höhe treiben könne. Am effektivsten seien dabei Elektroden, die direkt in das Gehirn führen, heißt es in einem Bericht, der für das Weltwirtschaftsforum erstellt wurde (Howell 2013). Der in Zusammenarbeit mit den Wissenschaftsmagazin „Nature" verfasste „Insight Report" zählt solche Eingriffe in das Gehirn zu den fünf „X Factors". So werden riskante Entwicklungen bezeichnet, die in Zukunft große, bisher unabsehbare Konsequenzen haben könnten. Demnach stehen solche Eingriffe in das Gehirn in einer Linie mit den Risiken eines ungebremsten Klimawandels oder der möglichen Entdeckung außerirdischen Lebens.

Die altehrwürde Royal Society in Großbritannien stellte in einem Anfang 2012 veröffentlichten Bericht über den militärischen Nutzen der Hirnforschung fest, die elektrische Hirnstimulation könne das „lang gesuchte Verfahren sein, das Lernen in militärischen Zusammenhängen zu verbessern" (The Royal Society, 2012). Ein weiterer Grund, bereits jetzt darüber nachzudenken – vorerst ohne technische Unterstützung –, ob wir diese Entwicklung in unserer Gesellschaft für nützlich und wünschenswert halten.

Denken mit Genen

Gene und Genie – Fakten und Fiktionen zur Erblichkeit von Intelligenz

Die Frage, ob und wie sehr das geistige Leistungsvermögen vom Erbgut festgelegt ist, wird seit den Tagen des britischen Naturforschers Francis Galton diskutiert, der 1865 erklärte: „Ich glaube, dass Talent in einem sehr bemerkenswerten Maße durch Vererbung weitergegeben wird." (Übersetzung nach Knebel und Marquardt 2012) Wo berühmte Leute oft ebenfalls berühmte Verwandte hatten, wo in einer Familie oft mehrere Künstler oder Politiker vorkamen, schien ihm das ganz offensichtlich. Der Einfluss eines wohlhabenden oder geistig anregenden Elternhauses und die soziokulturelle „Vererbung" von einflussreichen gesellschaftlichen Positionen oder künstlerischen Berufen kümmerten ihn wenig, wenngleich er solche Faktoren nicht völlig leugnete. Doch war Galton zutiefst überzeugt, dass die biologische Vererbung überwiege.

Ihm schwebte daher vor, man möge besonders talentierte junge Männer und Frauen zur Eheschließung miteinander ermutigen und sie dafür sogar finanziell belohnen, damit sie besonders fähige Nachkommen erzeugten. Dabei scheute er den Vergleich mit der Viehzucht nicht: „If a twentieth part of the cost and pains were spent in measures for the improvement of the human race that is spent on the improvement of the breed of horses and cattle, what a galaxy of genius might we not create!" („Wenn wir ein Zwanzigstel dessen, was für die Verbesserung der Vieh- und Pferdezucht ausgegeben wird, für die Verbesserung der menschlichen Rasse ausgäben, was für eine Galaxie von Genies könnten wir schaffen.", Galton 1865, Übers. W.R.)

Für Messungen zugänglich wurde das „Talent", als der französische Psychologe Alfred Binet erste Tests entwarf, die den Schulerfolg von Kindern vorhersagen sollten. Dafür stellte er Aufgaben zusammen, wie sie in der Schule üblich sind, und prüfte, ob die Kinder alterstypische praktische Fähigkeiten beherrschten, etwa einen Knoten knüpfen konnten. Wenn solche Tests, die die gemessenen Fähigkeiten gern als Intelligenzquotient (IQ) zu einer Zahl zusammenfassen, inzwischen auch weiterentwickelt wurden, so bleibt ihnen doch dieser Ursprung eingeschrieben: Sie sind so konzipiert, dass sie den Erfolg im Bildungssystem möglichst zuverlässig abbilden (Knebel und Marquardt 2012). Das mag die Begeisterung mancher Intelligenzforscher etwas befremdlich erscheinen lassen, die hocherfreut berichten, dass der IQ gut mit den Erfolgen in Schule und Beruf übereinstimme (zum Beispiel Deary et al. 2010). Der Test misst das, wofür er konstruiert ist – wie gut ein Individuum mit den Anforderungen des Bildungssystems zurechtkommt. Ein IQ wird dabei so definiert, dass 100 Punkte der durchschnittlich in der betreffenden Altersgruppe erreichten Leistung entsprechen. Alles was bis zu 15 % darunter- oder darüberliegt, gilt als „normal". Dass es sich bei diesem Wert um eine erblich festgelegte Eigenschaft handele, glaubte Binet übrigens keineswegs.

Heute wird dagegen oft verkündet, die weitgehende Erblichkeit der Intelligenz sei „wissenschaftlich erwiesen" (zum Beispiel Stern und Neubauer 2013a), und gern wird dazu ein genauer Prozentsatz genannt. Nicht selten wird dies mit der Attitüde verknüpft, man stelle sich mit dem Bekenntnis zu dieser wissenschaftlichen Wahrheit mutig gegen einen uneinsichtigen Mainstream in der Gesellschaft. Die Altachtundsechziger oder das „politisch-pädagogisch-soziologische Milieu" (Zimmer 2012) – so heißt es gern –, wollten es nicht wahrhaben, wie groß die angeborenen Unterschiede im Denkvermögen seien.

Nun ist es mit wissenschaftlichen Beweisen so eine Sache. Da wäre zunächst zu definieren, was da bewiesen werden soll. „Die Intelligenz" ist indes kein Gegenstand, über dessen Inhalt man sich unter den verschiedenen Forschern und Fächern auch nur halbwegs einig wäre. Manche meinen damit „sprachliche, mathematisch-rechnerische oder figural-räumliche Aufgaben, die schlussfolgerndes Denken erfordern" und sonst nichts (Stern und Neubauer 2013b). Andere Wissenschaftler wollen auch musikalische und künstlerische Begabungen einbezogen wissen (siehe „Interview mit Diethard Tautz", auf S. 118). Auch soziale Kompetenzen halten einige Forscher für zentral wichtige Bestandteile der Intelligenz. Der US-amerikanische Psychologe Robert Sternberg beschreibt drei Komponenten der Intelligenz: analytische Fähigkeiten, Kreativität und die praktische Intelligenz, die notwendig ist, um die beiden anderen im täglichen Leben anzuwenden (Sternberg 2003). Oft wird auch unterschieden zwischen einer kristallinen Intelligenz, die das von einem Individuum angesammelte Wissen und dessen Anwendung umfasst, und der fluiden Intelligenz, die dazu befähigt, Beziehungen zu erkennen und Schlussfolgerungen zu ziehen (Cattell 1963).

G-Faktor gesucht

Strittig ist ferner, ob es sich um eine Gruppe von Fähigkeiten und Talenten handelt, die sich wie Puzzlesteine zum Gesamtbild der Intelligenz zusammenfügen. Diese wäre dann als eine Art Sammelbegriff zu verstehen. Oder ob diese Fähigkeiten nur verschiedene Ausprägungen einer grundlegenden „allgemeinen Intelligenz" sind, die oft mit dem Buchstaben „g" (für „General Factor of Intelligence") bezeichnet wird. Der britische Psychologe Charles Spearman hatte letztere Idee schon zu Beginn des 20. Jahrhunderts aufgebracht (Spearman 1904). Er bezeichnete den g-Faktor als „mentale Energie", die zu guten Leistungen auf verschiedenen Feldern befähige.

Auch Stern und Neubauer setzen den Generalfaktor als gegeben voraus. Da die verschiedenen Aspekte von Intelligenz miteinander korrelieren – wer auf einem Testgebiet gut abschneidet, ist mit einiger Wahrscheinlichkeit auf anderen Gebieten gut –, folgern sie, dass es einen zugrunde liegenden gemeinsamen Faktor geben müsse. Indes sagt eine Korrelation bekanntlich nichts über Ursache und Wirkung aus: Wenn die Geburtenzahl in Deutschland sinkt und zugleich auch die Zahl der Störche zurückgeht, ist daraus eben nicht zu folgern, dass der Storch die Babys bringt. Es gibt auch keine gemeinsame Ursache, die zugleich die Zahl der Störche und der Neugeborenen beeinflusst. Ebenso wenig muss es einen g-Faktor geben, nur weil Schüler, die in mathematischen Tests gut abschneiden, oft auch bei sprachlichen Aufgaben erfolgreich sind.

Die Frage, was „g" ausmacht und wo dieser Faktor im Gehirn oder im Genom verankert sein könnte, ist bis heute unbeantwortet. Manche Forscher halten die Existenz dieser allgemeinen Intelligenz für wahrscheinlich, andere nicht.

Wir haben es also bei der Intelligenz mit einem, salopp gesagt, schwabbeligen Konstrukt zu tun. Der Versuch, dessen Erblichkeit zu überprüfen, gleicht daher ein wenig dem Versuch, einen Pudding an die Wand zu nageln. Zumal auch der „Nagel" – der Begriff der Erblichkeit – keineswegs ein einfaches Konzept ist. Vergleichsweise leicht zu fassen ist es noch bei Eigenschaften, die auf ein einziges Gen zurückzuführen sind – wie etwa bei den Erbsen des Gregor Mendel. Sie waren schrumpelig oder glatt, blühten weiß oder violett, und wenn der Naturforscher sie kreuzte, vererbten sich diese Eigenschaften nach klar erkennbaren Regeln, die Kinder heute in der Schule lernen. Für jedes dieser Merkmale ist, wie wir inzwischen wissen, ein bestimmtes Gen zuständig, das ein Individuum erbt oder eben nicht.

Bei der Intelligenz geht es dagegen komplizierter zu. Hundert oder mehr Gene mögen es sein, die zu diesem oder jenem Aspekt von Intelligenz beitragen. Ihr Wirken ist keineswegs so einfach zu erkennen wie die schrumpelige Schale einer Erbse. Auch verbieten sich vergleichbare Experimente mit Menschen, wie der Mönch Mendel sie in seinem Garten mit dem Gemüse anstellte. Einfach mal eine kluge Frau mit einem dummen Mann verkuppeln und dann sehen, wie der IQ der Kinder so ausfällt – das ist hier offensichtlich kein praktikables Vorgehen.

Indizien für die Erblichkeit

Forscher sind daher eher auf Indizienbeweise angewiesen. Galtons schlichte Idee, dass die Intelligenz – definiert über einen hohen beruflichen Status – erblich sein müsse, weil sich einflussreiche Positionen in bestimmten Familien häufen, während aus anderen niemals ein Lordkanzler hervorgeht, hat sich überlebt. Allzu offensichtlich ist hier der Einfluss der sozialen Herkunft.

Auch gehen nicht einmal die entschlossensten Genetiker davon aus, dass Intelligenz ausschließlich durch das Erbgut bestimmt wird. Es gilt also, den Anteil von Erbe und Umwelt zu bestimmen. An dieser Stelle muss nun auch ein verbreitetes Missverständnis ausgeräumt werden: Wenn einige Wissenschaftler erklären, Intelligenz sei beispielsweise zu 70% erblich, meinen sie damit keineswegs den Anteil bei einer einzelnen Person. Wer in Tests einen IQ von 100 erreicht, hat demnach also nicht etwa 70 IQ-Punkte von seinen Eltern geerbt und 30 durch Bildung und Lebenserfahrung erworben. Gemeint ist vielmehr, dass 70% der in einer bestimmten Gruppe beobachteten Unterschiede im IQ auf das Erbgut zurückgeführt werden könnten. Die Varianz sei zu 70% erblich, heißt des fachsprachlich (Rose 2006).

Verzwickte Zwillinge

Um die jeweiligen Anteile von Erbe und Umwelt zu errechnen, erfreuen sich seit vielen Jahrzehnten Zwillingsstudien großer Beliebtheit. Sie machen sich zunutze, dass es bekanntlich zwei Sorten von Zwillingen gibt: Eineiige, die bei der Geburt genau die gleiche genetische Ausstattung haben, weil sie aus einer einzigen befruchteten Eizelle hervorgehen, und zweieiige, deren Erbgut nur zu durchschnittlich 50% gleich ist, wie bei anderen Geschwistern auch.

Die Idee hinter den Zwillingsstudien: Wenn eineiige Zwillinge in einer Eigenschaft – wie hier der Intelligenz – stärker übereinstimmen als zweieiige, dann lässt das auf einen merklichen Einfluss der Gene schließen. Denn Zwillinge wachsen ja gewöhnlich gemeinsam auf und nehmen auch den gleichen Platz in der Geschwisterrangfolge ein. Damit sind sie, so die Annahme der Zwillingsforscher, genau den gleichen Umwelteinflüsse ausgesetzt. Aus dem gemessenen Unterschied in der Übereinstimmung zwischen eineiigen und zweieiigen Zwillingen, errechnen die Forscher dann die „Erblichkeit". Andere Studien vergleichen Zwillingspaare, die nach der Geburt getrennt wurden und in verschiedenen Familien aufwuchsen. Wo sich dennoch starke Übereinstimmungen finden, werden diese auf das gemeinsame Erbgut zurückgeführt.

Allerdings gibt es schon seit langem Bedenken, ob sich auf diesem Weg zweifelsfrei die Erblichkeit bestimmen lässt. So ist keineswegs sicher, ob eineiige und zweieiige Zwillingspaare in ihren Familien und von der Umgebung in derselben Weise behandelt und erzogen werden. Da eineiige Zwillinge einander äußerlich stark ähneln, für Außenstehende manchmal kaum zu unterscheiden sind, scheint es durchaus möglich, dass sie von Eltern, Lehrern und Spielkameraden stärker als „Einheit" behandelt werden als dies bei zweieiigen Zwillingspärchen der Fall ist, die oft recht unterschiedlich aussehen. Damit aber ließen sich die Umweltanteile nicht mehr so leicht „herausrechnen". Womöglich ist die Umwelt eineiiger Zwillinge „gleicher" als die zweieiiger Zwillinge.

Bei getrennt aufgewachsenen eineiigen Zwillingen entfallen diese Bedenken. Doch müsste sichergestellt sein, dass sie wirklich keine gemeinsamen Umweltfaktoren haben – also nicht in sozial ähnlich gestellten Familien aufwuchsen und keinen Kontakt zueinander hatten. In den vorliegenden Studien wurden auch „getrennte" Zwillinge untersucht, von denen einer bei den biologischen Eltern aufwuchs und der andere bei einer befreundeten Familie oder beispielsweise bei einer Tante (Rose et al. 1984).

Zur Seltenheit völlig voneinander isolierter und sozial unterschiedlich geprägter Zwillingspärchen bemerkte der 2002 verstorbene Zoologe Stephen J. Gould: „Wenn ich je das Leben eines trägen Müßiggängers führen wollte, wünschte ich mir, ein eineiiger Zwilling zu sein, der bei der Geburt von seinem Bruder getrennt wurde und in einer anderen sozialen Schicht aufgewachsen ist. Wir würden uns an einen Haufen Sozialwissenschaftler verdingen und könnten praktisch jedes Honorar verlangen. Wir wären die äußerst seltenen Exemplare für das einzig adäquate natürliche Experiment zur Trennung zwischen genetischen und millieuspezifischen Effekten beim Menschen." (Gould 1983) Zwillinge, die wirklich keinerlei Kontakt miteinander haben und nichts voneinander wissen, hätten zudem gar nicht die Möglichkeit, sich zu melden, wenn Probanden für eine Zwillingsstudie gesucht werden, da sie ja nichts von ihrem Zwillingsdasein ahnen, geben Kritiker zu bedenken (Rose et al. 1984).

Verdächtige Übereinstimmung

Frühe und vielbeachtete Zwillingsstudien, die eine hohe Erblichkeit der Intelligenz beweisen sollten, unternahm der britische Psychologe Cyril Burt von 1955 bis 1966. Offensichtlich war jedoch zumindest ein Teil seiner Daten frei erfunden oder manipuliert. So gab er in verschiedenen Veröffentlichungen an, er habe eine positive Korrelation der Intelligenz von 0,771 bei eineiigen Zwillingen gefunden, die getrennt aufgewachsen seien. (Die Korrelation ist ein Maß für die errechnete Übereinstimmung. Ein Wert von 0 heißt, es besteht kein Zusammenhang, +1 ist eine vollständig positive, −1 eine vollständig negative Korrelation.) Diese Zahl ermittelte er zunächst anhand von 21 Zwillingspaaren. Mit den Jahren kamen weitere hinzu, am Ende sollen es 53 getrennt aufgewachsenen Paare gewesen sein, die er untersucht hatte. Doch immer blieb die Korrelation genau 0,771. Unglaubwürdig ist dies in zweierlei Hinsicht: Zum einen sind bei allen Messungen Schwankungen zu erwarten – ein bis auf die dritte Nachkommastelle gleicher Wert ist so unwahrscheinlich, „daß es unserer umgangssprachlichen Definition von völlig unmöglich entspricht" (Gould 1983). Zum anderen blieb die Frage bis zu Burts Tod unbeantwortet, wo und wie er so viele völlig getrennte Zwillinge gefunden haben könnte (Rose et al. 1984, Di Trocchio 1995).

Trotz der äußerst zweifelhaften Qualität seiner Daten beriefen sich Intelligenzforscher wie der Psychologe und Burt-Schüler Arthur Jensen noch in der jüngsten Zeit auf Burt. Jensen behauptete bis zu seinem Tod 2012, es gebe genetisch bedingte Intelligenzunterschiede zwischen Schwarzen und Weißen, die sich auch durch gute Bildung nicht ausgleichen ließen (Jensen 1969, Jensen 2013).

Zur gleichen Denkrichtung gehören die Autoren des Buches „The Bell Curve", der Psychologe Richard J. Herrnstein und der neokonservative Politikwissenschaftler Charles Murray (Herrnstein und Murray 1994). Sie versuchten zu belegen, dass sowohl der IQ als auch soziale Angepasstheit im Wesentlichen vererbt würden. Wenn Menschen am unteren Ende der Einkommensskala im Durchschnitt einen niedrigeren IQ aufweisen als bessergestellte Zeitgenossen, ist Herrnstein und Murray zufolge ein Mangel an Intelligenz die Ursache, die schlechte soziale Lage die Folge. Wenn Schwarze in IQ-Tests schlechter abschneiden als Weiße, seien sie einfach eine intellektuell unterlegene „Rasse". Die Autoren schreckten dabei nicht davor zurück, selbst ausgesprochen rassistische Zeitschriften wie „Mankind Quarterly" als Quellen heranzuziehen (Sesin 2012).

Dass es umgekehrt sein könnte und die schlechteren Bildungschancen der Unterschicht und die Diskriminierung von Schwarzen womöglich deren Schulkarriere und die Entwicklung intellektueller Fähigkeiten behindern könnten, stritten die Autoren ab. Sie forderten denn auch harte Kürzungen bei den Sozialleistungen. Sollten diese Gelder doch nicht an eine wenig intelligente Unterschicht verschwendet werden. Die Autoren waren hiermit Teil einer einflussreichen Bewegung: Zwei Jahre nach Erscheinen des Buches wurden die Bedingungen für den Bezug von Sozialhilfe in den USA erheblich verschärft (Grüter 2011).

Auch wird in „The Bell Curve" das Bedrohungsszenario aufgebaut, dass der minderbegabte Bodensatz der Gesellschaft sich zu stark vermehre und damit die Intelligenz der Bevölkerung insgesamt absinke. Dieses eugenische Gedankengut wärmte Thilo Sarrazin 2010 bekanntlich unter großer Anteilnahme der Öffentlichkeit wieder auf (Sarrazin 2010). Dass die wissenschaftliche Qualität von „The Bell Curve" gleich nach Erscheinen massiv infrage gestellt und die statistischen Fehler darin offengelegt wurden (Gould 1994), kümmerte ihn dabei nicht. Auch Sarrazins pseudowissenschaftliche Argumentation wurde inzwischen ausführlich von Fachwissenschaftlern aus der Genetik und anderen Disziplinen widerlegt (Haller und Niggeschmidt 2012).

Schwankendes Erbe

Auch jenseits ihrer ideologischen Inanspruchnahme ist es weiterhin fraglich, wie groß und exakt die Beiträge sind, die die Zwillingsforschung zur Frage nach der Erblichkeit von Intelligenz liefern vermag. Das macht schon ein Blick auf die Ergebnisse dieser Beiträge deutlich: Denn der vermeintlich zuverlässig festgestellte Anteil der Gene am IQ schwankt von Studie zu Studie um weit mehr als bloß einige Nachkommastellen: Mal sind es 50%, mal 80%, die ganz sicher erblich sein sollen. Eine Studie, die mehrere Länder einbezog, kam sogar zu dem bemerkenswerten Ergebnis, die Erblichkeit des IQ betrage in den Niederlanden 87%, in Japan dagegen nur 71% (Wright et al. 2000).

So bleibt festzuhalten: Es gibt zwar einen Alltagsbegriff von „Intelligenz", aber unter Wissenschaftlern kein einheitliches Verständnis davon, wie diese genau definiert ist. Ebenso wenig existiert ein allgemein akzeptiertes Verfahren, um deren Erblichkeit mit halbwegs übereinstimmenden Ergebnissen zu messen. Das hält verschiedene Forscher indes nicht davon ab, den Begriff der „erblichen" Intelligenz nach eigenem Gusto mit Inhalt zu füllen. Offenbar geht es bei der Erforschung der Intelligenz auch um die

Definitionsmacht über den Begriff. Die US-Psychologen Robert J. Sternberg und Scott Barry Kaufman erinnert das an die Argumentationsweise von Humpty Dumpty, dem „Alice hinter den Spiegeln" begegnet (nach Sternberg und Kaufmann 2011):

> „Wenn ich ein Wort verwende", erwiderte Humpty Dumpty ziemlich geringschätzig, „dann bedeutet es genau, was ich es bedeuten lasse, und nichts anderes."
> „Die Frage ist doch", sagte Alice, „ob du den Worten einfach so viele verschiedene Bedeutungen geben kannst".
> „Die Frage ist", sagte Humpty Dumpty, „wer die Macht hat – und das ist alles. […]"

Ungeachtet der offenen Fragen stellen die Psychologen Elsbeth Stern und Aljoscha Neubauer fest, Intelligenztests seien eine „Erfolgsgeschichte der Psychologie". Mit ihnen könne man vorhersagen, „ob ein Kind aus bildungsfernen Schichten eine Chance auf dem Gymnasium haben wird" (Stern und Neubauer 2013a). Unabhängig davon, ob das überhaupt zutrifft, hat diese Aussage eine begrenzte Relevanz, so lange ganz eindeutig feststeht: Ob ein Kind überhaupt auf das Gymnasium kommt, um dort seine angeborene oder erworbene Intelligenz unter Beweis zu stellen, wird bis heute erheblich von sozialen Faktoren bestimmt. „In keinem anderen OECD-Land hängt der Bildungserfolg so stark von der sozialen Herkunft ab wie in Deutschland", heißt es etwa im „Chancenspiegel 2013", den die Bertelsmann-Stiftung herausgibt. Demnach sind Grundschulkinder aus höheren sozialen Schichten ihren Altersgenossen aus schlechter gestellten Familien beim Lesen durchschnittlich um ein ganzes Schuljahr voraus. Die soziale Herkunft der Schüler ist nach wie vor der entscheidende Erklärungsfaktor für den Übergang in die gymnasiale Oberstufe. Abiturienten mit weniger guten Noten, deren Eltern einen Hochschulabschluss vorweisen können, haben ungefähr die gleiche Chance auf einen Universitätsbesuch wie Absolventen mit guten Abiturnoten, die aus niedrigeren sozialen Schichten stammen (Berkemeyer et al. 2013). Ein möglicher Einfluss der Gene würde demnach durch soziale Einflüsse deutlich übertroffen.

Stern und Neubauer legen dabei selbst dar, wie bedingt alle Messungen der Erblichkeit von Intelligenz sind. In einer Gesellschaft, in der die Bildungschancen ungleich verteilt sind, sei der Einfluss der Umwelt auf Intelligenztests und Schulerfolg höher als in einer egalitären, erläutern sie. Das ist durchaus einleuchtend, denn bestünden in einer utopischen Gesellschaft für alle Menschen genau gleiche Bildungschancen, dann wären logischerweise die noch messbaren Unterschiede im Wesentlichen erblich bedingt; wenn dagegen die Bedingungen, unter denen Schüler aufwachsen, sehr ungleich sind, sind Unterschiede bei den Test- oder Schulleistungen eher auf die Umwelt zurückzuführen. Wie die „Süddeutsche Zeitung" titelte: „Wer arm ist, dem nutzen gute Gene wenig" (Berndt 2011).

Gleichwohl zeigen sich die beiden Psychologen überzeugt, „dass Unterschiede in der Intelligenz in hohem Maße auf Unterschiede in den Genen zurückgeführt werden können", und behaupten gar: „Intelligenzunterschiede lassen sich nicht reduzieren." Eine ihrer Schlussfolgerungen: Es sollten weniger Schüler das Gymnasium besuchen und nur etwa 20% der Schulabsolventen eine Universität. Für die anderen ist das offenbar in ihren Genen nicht vorgesehen. Doch seien derlei Überlegungen leider unpopulär, beklagen Stern und Neubauer. Nur weil gar zu viele Ungeeignete ein Studium aufnähmen, müsse dieses so sehr verschult werden (Stern und Neubauer 2013b).

Geld macht klug

Wie sehr Armut das Abschneiden bei Intelligenztests beeinträchtigen kann, darauf deuten Untersuchungen hin, die von britischen und amerikanischen Wirtschaftswissenschaftlern und Psychologen angestellt wurden (Mani et al. 2013). Sie befragten Versuchspersonen mit unterschiedlichem Einkommen zunächst, wie sie sich entscheiden würden, wenn bei ihrem Auto eine teure Reparatur fällig würde: Aus eigener Tasche bezahlen? Einen Kredit aufnehmen? Den Gang zur Werkstatt zunächst aufschieben? Anschließend sollten die Befragten Aufgaben lösen, wie sie auch in gängigen Intelligenztests vorkommen. Dabei zeigte sich: Menschen mit sehr geringem Einkommen schnitten bei dem Test deutlich schlechter ab als Besserverdiener, wenn sie sich vorher mit einem – wenn auch nur fiktiven – finanziellen Problem beschäftigen mussten. War in den vorab gestellten Fragen dagegen nur von einer kleinen und billigen Reparatur die Rede, lösten Arme und Reiche die Testaufgaben gleich gut.

Ähnliche Effekte beobachteten die Forscher bei indischen Zuckerrohrbauern. Diese erhalten den Großteil ihres Jahreseinkommens, wenn sie einmal im Jahr ihre Ernte verkaufen, und verfügen dann über eine relativ große Summe. Kurz vor der nächsten Ernte ist das Geld knapp. Lösen die Bauern in dieser „armen" Phase Testaufgaben, schneiden sie deutlich schlechter ab als wenn die gleichen Aufgaben kurz nach dem Verkauf der Ernte, also in ihrer „reichen" Phase, gestellt werden. Die Wissenschaftler interpretieren diese Ergebnisse so, dass finanzielle Sorgen einen erheblichen Teil der intellektuellen Kapazitäten beanspruchen, sodass weniger für andere Aufgaben übrig bleibt. Das gelte auch für vorgestellte Finanznöte, denn sie erinnerten an die eigenen Geldsorgen und absorbierten so einen Teil der geistigen Leistungsfähigkeit. Der Unterschied zwischen Arm und Reich entsprach in diesen Untersuchungen 13 Punkten in einem IQ-Test, errechneten die Forscher. Demnach wäre wohl die Bekämpfung der Armut eine recht effektive Methode des Neuro-Enhancements.

Die hergestellte Begabung – von smarten Mäusen zu superklugen Kindern?

Auch Wissenschaftler, die eine Übermacht des Erbguts über Erziehung und Umwelt annehmen, räumen ein: Bisher konnten die Gene nicht dingfest gemacht werden, die über Schullaufbahn und Berufschancen entscheiden sollen. Dies muss aber keineswegs heißen, dass keine Erbanlagen existieren, die bestimmte kognitive Fähigkeiten mitbestimmen. In Tierversuchen ist es schon vor Jahren gelungen, mittels Gentechnik besonders „kluge" Ratten oder Mäuse zu konstruieren.

Am berühmtesten sind die genmanipulierten smarten Mäuse, die von ihren Schöpfern „Doogie" getauft wurden. Namenspate war der Held einer US-Fernsehserie, das hochbegabte Wunderkind Doogie Howser. Und hochbegabt scheinen auch die nach ihm benannten Mäuse zu sein. Nur ein einziges Gen ist bei ihnen verändert. Diese

Erbgutveränderung führt dazu, dass Nervenzellen besser miteinander kommunizieren – und schon lernen die Doogie-Mäuse manches schneller als die naturbelassene Verwandtschaft (siehe „Für alle, die es genauer wissen wollen: Doogie – die Wundermaus mit verjüngtem Hirn"). Bei einem solchen Mäuse-Gedächtnistest werden die Tiere beispielsweise in ein Becken mit trübem Wasser gesetzt. Irgendwo dicht unter der Oberfläche befindet sich eine Plattform, auf der die Mäuse ausruhen können. Beim ersten Umherschwimmen entdecken sie diese Plattform zum Ausruhen nur zufällig, doch nach einigen Versuchsdurchgängen haben die Tiere gelernt, wo sich die rettende Insel befindet. Dabei helfen ihnen farbige Markierungen am Rand des Beckens, um sich zu orientieren. Während eine gewöhnliche Maus einige Übungsrunden braucht, um sich zu merken, wo die Plattform ist, weiß eine Doogie-Maus oft schon nach einem einzigen Versuch, wo sie diese findet (Tang et al. 1999).

Für alle, die es genauer wissen wollen: Doogie – die Wundermaus mit verjüngtem Hirn

Als sie anfingen, eine Maus mit Superhirn zu züchten, konzentrierten sich die Forscher um Joe Tsien von der Princeton University auf ganz bestimmte Rezeptoren in den Synapsen, die auf die Substanz NMDA (**N-M**ethyl-**D-A**spartat) reagieren. Diese NMDA-Rezeptoren sind wichtig für die Langzeitpotenzierung, also für einen Prozess, der dauerhaft die Verbindungen zwischen Nervenzellen stärkt, wenn diese gleichzeitig aktiv sind (S. 30). Denn diese Rezeptoren bemerken, wenn zwei verknüpfte Nervenzellen gleichzeitig aktiv sind – man hat sie daher auch als „Koinzidenz-Detektoren" bezeichnet. Sie tragen so dazu bei, dass diese Nervenverbindungen gestärkt und damit Erfahrungen im Gedächtnis verknüpft werden können – hier einerseits das Erreichen einer rettenden Plattform im Wasser und andererseits die farbigen Markierungen am Beckenrand, die dabei zu sehen waren.
Die NMDA-Rezeptoren sind aus zwei unterschiedlichen Bausteinen zusammengesetzt. Die eine Form, NR2B, ist vor

allem bei jungen Tieren häufig, bei älteren überwiegt die Variante NR2A. Letztere führt nur zu einer kürzeren Aktivierung der Nervenzelle als die junge Form NR2B, sodass das Zusammentreffen von Signalen weniger leicht bemerkt wird. Ein Grund dafür, so nehmen die Forscher an, dass ältere Tiere langsamer lernen als junge.

Mit gentechnischen Methoden erzeugten sie nun einen Mäusestamm, der auch im Erwachsenenalter vorwiegend die „junge" Variante NR2B im Vorderhirn besitzt. Tatsächlich lernten diese Mäuse leichter, sich im Wasserlabyrinth zurechtzufinden – die hochbegabte Maus „Doogie" war geboren (Tang et al 1999, Lehrer 2009).

Doogie und die vermeintliche Entdeckung des „Intelligenzgens" machten um die Jahrtausendwende Schlagzeilen. Seitdem wurden Dutzende weiterer Mäusestämme entdeckt und gezüchtet, die bei Mäuseintelligenztests besonders gut abschnitten. Bei manchen dieser Mutanten werden beispielsweise bestimmte Botenstoffe an den Synapsen vermehrt ausgeschüttet. Auch Veränderungen bei der Ausschüttung von Kalziumionen, die für die Erregung von Nervenzellen wichtig sind, wurden beobachtet. Ein anderes Forscherteam erzeugte Mäuse, denen ein bestimmtes Empfängermolekül im Hirn fehlt, der Glutamat-Delta-Rezeptor. Die Tiere wurden dadurch aggressiv und wirkten depressiv. Doch ihr Arbeitsgedächtnis verbesserte sich: Sie lernten schneller, wo in einem Labyrinth Futter verborgen war. Andererseits konnten sie sich schlechter merken, wo mit unangenehmen Stromschlägen an den Pfoten zu rechnen war. Sie waren also eher einseitig begabt und keineswegs in jeder Hinsicht klüger als gewöhnliche Mäuse (Yadav et al. 2013).

Eine 2009 erschienene Übersichtsarbeit zählt 33 verschiedene Stämme von smarten Mäusen auf (Lee und Silva 2009). Einige Tiere können Zusammenhänge schneller erfassen, andere erinnern sich besser an einmal erlernte Lektionen. Bei den meisten klugen Mäusen sind Gene verändert, die sich auf die Langzeitpotenzierung auswirken und damit das Gedächtnis verbessern. Allerdings gibt es auch mutierte Mäuse, bei denen die Langzeitpotenzierung gestärkt ist, ohne dass die Tiere besser lernen und behalten könnten. Ohnehin weiß man erst wenig darüber, was die veränderten Gene genau im Mäusehirn bewirken: Sind die Erinnerungen der klugen Mäuse genauer, flexibler oder spezifischer? Ist das Zusammenwirken verschiedener Hirnregionen verändert? Auch halten die Forscher es für möglich, dass die veränderten Gene mehr bewirken, als die Versuche in Wasserbecken und Labyrinthen verraten. Ob die genveränderten Tiere beispielsweise in natürlicher Umgebung Verhaltensstörungen aufweisen würden, sei kaum bekannt.

Sollte man künftig versuchen, in die entsprechenden molekularen Mechanismen beim Menschen einzugreifen, die bei Ratten und Mäusen so vielversprechend erscheinen, sei also durchaus auch mit unliebsamen Effekten zu rechnen, so die Autoren dieser Übersicht über das kluge Tierreich. Wenn man die kognitiven Beeinträchtigung bei einem Patienten mit einer neurologischen Erkrankung behandeln wolle, könnten sich beispielsweise dessen psychiatrischen Symptome unerwartet verschlimmern. Gleichwohl hoffen die Wissenschaftler, dass die Forschung an klugen Mäusen helfen kann, Therapien für Menschen zu entwickeln, deren Lernvermögen und Gedächtnis beeinträchtigt ist.

So schlau, dass es weh tut

Dabei sind die klugen Mäuse nicht unbedingt zu beneiden, denn die gentechnisch erzeugte Gescheitheit geht mit unangenehmen Nebenwirkungen einher: Die Doogie-Mäuse mit dem Supergedächtnis beispielsweise sind äußerst schmerzempfindlich. Manche der obergescheiten Tiere haben ein erhöhtes Krebsrisiko, wieder andere sind besonders ängstlich (Lehrer 2009).

Auch kluge Ratten sind in den Gentechniklabors entstanden. Bei einem solchen cleveren Rattenstamm sind bestimmte Enzyme – sogenannte Kinasen – ungewöhnlich aktiv. Ihre Aufgabe ist es, bestimmte Eiweißmoleküle in den Synapsen mit einer Phosphatgruppe zu verbinden. Dadurch werden in diesen Nervenschaltstellen Moleküle aktiviert, die für die Speicherung im Langzeitgedächtnis wichtig sind (Shema et al. 2011).

Die Forscher um Joe Tsiens, die die Doogie-Mäuse erschufen, haben zehn Jahre später nach dem gleichen Prinzip auch Ratten mit besserem Lernvermögen ausgestattet. Viele Forscher heben gern die Suche nach Therapien für demente Patienten hervor, wenn sie in Tier-Experimenten das Gedächtnis stärken wollen. Joe Tsiens Team stellt dagegen klar: Sie wollen auch das ganz normale, gesunde Gehirn verbessern und das nicht nur bei Nagetieren: Die Moleküle, mit denen sie arbeiten – die NMDA-Rezeptoren – seien bei Mäusen, Ratten, Affen und Menschen äußerst ähnlich, betonen die Forscher (Wang et al. 2009).

Exkurs: Der menschliche Faktor im Mäusehirn

Schlagzeilen machte ein Verfahren, das hochintelligente Mäuse mit menschlichen Hirnzellen hervorbringt. Ein US-Forscherteam spritzte dafür neugeborenen Nagern Zellen aus menschlichen Embryonen in das Hirn (Han et al. 2013). Allerdings waren dies keine Nervenzellen, sondern Vorläufer sogenannter Gliazellen. Als Glia werden Zellen im Gehirn bezeichnet, die zwischen den Nervenzellen liegen. Lange nahm man an, sie würden nur als Gerüst und Füllmasse dienen und die Versorgung der Nervenzellen unterstützen. Inzwischen stellte sich heraus, dass die Gliazellen keineswegs nur untergeordnete Hilfsdienste leisten. Sie sind auch daran beteiligt, die Aktivität der Nervenzellen zu verstärkten und synchronisieren (Carter 2012).

Die menschlichen Gliazellen entwickelten sich gut im Mäusehirn. Aus den Vorläufern entstanden ausgereifte Zellen, die wegen ihrer sternförmig verzweigten Form Astrozyten genannt werden. Sie knüpften Verbindungen zu den Mäuse-Gliazellen und fanden sich bei den ausgewachsenen Tieren in Hirnregionen wie dem Hippocampus wieder, der für das Langzeitgedächtnis wichtig ist. Hier beschleunigten sie die Übertragung von Signalen und förderten die Langzeitpotenzierung.

Damit förderten sie das Lernverhalten der Tiere, wie das sogenannte Foot-Shock-Experiment zeigt: Wenn auf einen bestimmten harmlosen Ton stets ein unangenehmer Elektroschock an den Pfoten folgt, erstarren Mäuse bald furchtsam, sobald sie nur das Geräusch hören. Hatten die Mäuse menschliche Gliazellen im Hirn, begriffen sie diesen Zusammenhang rascher. Sie erstarrten nach dem unheilschwangeren Ton schneller und länger als Tiere, die nur mit den gewöhnlichen Zellen eines Mäusehirns ausgestattet waren.

Da kluge Tiere so erfolgreich herzustellen waren, gingen Forscher auch im menschlichen Erbgut auf die Suche nach Genen, die schlauer machen könnten. Und sie meldeten bereits Erfolge. So berichteten Wissenschaftler der Universität Zürich 2006 über ein menschliches „Gedächtnisgen". Um dieses zu finden, durchkämmten sie das gesamte Erbgut von rund 350 jungen Schweizern. Rund eine halbe Million Stellen im Erbgut – sozusagen einzelne Buchstaben im genetischen Text – wurden dabei untersucht. Die Versuchsteilnehmer absolvierten außerdem verschiedene Gedächtnistests. Nun suchten die Forscher nach solchen Genvarianten, die besonders häufig bei Probanden mit gutem Gedächtnis auftraten. Auch hier wurden sie fündig: Diejenigen, die eine bestimmte Variante des Gens „KIBRA" aufwiesen, das als „T-Allel" bezeichnet wird, schnitten überdurchschnittlich gut bei Gedächtnistest ab, die das episodische Gedächtnis prüfen. Das ist der Teil des Langzeitgedächtnisses, in dem persönliche Erfahrungen gespeichert sind. Mithilfe der Magnetresonanztomografie (siehe S. 129) beobachteten die Wissenschaftler, dass das KIBRA-Gen sich auf die Aktivität von Hirnregionen auswirkt, die für das Erinnerungsvermögen wichtig sind, beispielsweise im Hippocampus: Bei Versuchspersonen, die die gedächtnisstärkende Genvariante nicht besaßen, waren diese Hirnregionen stärker aktiv, wenn sie versuchten, sich an etwas zu erinnern. Es schien, als ob ihr Gehirn sich hier „mehr anstrengen" müsste, als bei Menschen, die mit dem hilfreichen „T-Allel" ausgestattet sind. So interpretierten es jedenfalls die Forscher in Zürich (Papassotiropoulos et al. 2006).

Ein Team schwedischer Wissenschaftler kam in einer deutlich größeren Studie indes zum gegenteiligen Ergebnis: Auch in ihrer Untersuchung schnitten zwar die Versuchspersonen mit der „guten" KIBRA-Variante in Gedächtnistests durchschnittlich etwas besser ab. Aber ihr Hippocampus war nicht weniger, sondern ganz im Gegenteil stärker aktiv als bei den übrigen Versuchsteilnehmern (Kauppi et al. 2011). Was das Gen für das gute Gedächtnis genau im Kopf bewirkt, bleibt also noch herauszufinden.

Gewaltige Anstrengungen unternahm ein Team um Paul Thompson von der University of California in Los Angeles, um ein menschliches Intelligenzgen aufzuspüren (Stein et al. 2012). Mehr als 200 Forscher waren daran beteiligt, von 20.000 Menschen wurden Erbgutproben analysiert und jeweils mehr als eine Million Erbgutabschnitte untersucht. Die Wissenschaftler suchten nach Zusammenhängen von Genvarianten mit dem IQ und werteten Kernspinaufnahmen der Gehirne aus. Bei dieser Fahndung nach „guten Genen" für das Denkvermögen fiel den Wissenschaftlern eine Variante eines Gens auf, das sie bereits kannten: Es wird als HMGA2 bezeichnet und hat, wie man schon länger weiß, mit dem Längenwachstum zu tun. Es spielt eine Rolle bei der Entwicklung von Stammzellen und für die Vorläufer von Nervenzellen. Menschen mit einer bestimmten Version dieses Gens sind im Durchschnitt etwas größer als andere. Die Auswertung der Kernspinaufnahmen zeigte nun: Wer diese Ausführung des Gens besitzt, hat auch etwas mehr Gehirn. Um neun Kubikzentimeter – das entspricht etwa zwei Teelöffeln – ist das Gehirn bei diesen Menschen größer.

Nun ist es keineswegs so, dass mehr Hirnvolumen immer auch mehr Intelligenz bedeutet – Elefanten oder Pottwale haben weit größere Gehirne als der Mensch. Auch bezogen auf die Körpergröße liegt das menschliche Gehirn nicht vorn: Es macht etwa 2 % des Körpergewichts aus, bei der Spitzmaus dagegen sind es 4 %.

Dennoch – im Fall des Gens HMGA2 scheinen Grips und Größe zusammenzuhängen. Jedenfalls zeigten Zwillingsstudien, die Thompsons Team ebenfalls auswertete: Die Genvariante, die das Hirn größer macht, geht auch mit einem besseren Abschneiden in Intelligenztests einher. Indes muss man sich nicht allzu sehr grämen, wenn man in der Lotterie der Vererbung die „schlechte" Variante abbekommen hat: Nicht ganz 1,3 Punkte mehr im IQ-Test sind es, zu denen die „gute" HMGA2-Variante verhilft. Im Durchschnitt wohlgemerkt, wenn man Tausende von Menschen betrachtet. Der Effekt auf eine einzelne Person ist gar nicht messbar. Dennoch wurde die Entdeckung dieses „Intelligenzgens" viel beachtet und ging weltweit durch die Medien. Ist es doch das Gen mit dem größten Effekt auf die Intelligenz, das bisher gefunden wurde.

Außerdem fand Thompsons Gruppe heraus, dass ein Gen namens TESC die Größe des Hippocampus beeinflusst – einer Schaltstelle im Hirn zwischen Kurz- und Langzeitgedächtnis. Eine bestimmte Variante des TESC-Gens geht mit einem größeren Hippocampus einher. Wer diese geerbt hat, dessen Hippocampus ist um gut 1 % größer als bei anderen. Menschen mit dieser Variante schnitten bei sprachlichen Aufgaben im Durchschnitt ein klein wenig besser ab, nicht aber beim Gesamtergebnis von Intelligenztests. Da der Hippocampus bei Erwachsenen jährlich um etwa 0,5 % schrumpft, würde das „gute" TESC-Gen eine „Verjüngung" des Hippocampus um zwei Jahre bedeuten, erklären die Forscher.

Indes muss man nicht unbedingt auf künftige Gentherapien hoffen, um diesen Vorteil zu erlangen. Paul Thompson erinnert daran: Regelmäßiger Sport wirkt der Schrumpfung des Hippocampus mindestens ebenso erfolgreich entgegen und verhilft zu einem besseren Gedächtnis (Coghlan 2012). In einer Gruppe von Mittsechzigern, die dreimal wöchentlich an einem moderaten Fitnesstraining teilnahmen, vergrößerte sich der Hippocampus innerhalb eines Jahres um 2 %. In einer Kontrollgruppe, die stattdessen Dehnungs- und Yogaübungen absolvierte, nahm das Volumen des Hippocampus in dieser Zeit ab. Der Effekt des Sports auf das Gedächtnis war allerdings weniger ausgeprägt als der Effekt auf die Größe. Doch gibt es Hinweise, dass mit größerer Fitness zumindest ein besseres räumliches Gedächtnis einhergeht (Erickson 2011).

Auch die bisher spektakulärsten „Intelligenzgene" haben demnach allenfalls sehr bescheidene Effekte auf das Denkvermögen. Ob gentechnische Eingriffe je vergleichbar große Verbesserungen bringen könnten wie Sport, gute Lebensbedingungen und erstklassige Bildungschancen für alle Kinder, erscheint daher – gelinde gesagt – zweifelhaft.

„Ein Mythos" sei die Vorstellung, man könne auf genetischem Weg die menschliche Intelligenz verbessern, meint der US-amerikanische Arzt und Bioethiker Philip Rosoff von der Duke University (Rosoff 2012). Er ist überzeugt, dass das Ganze sowieso nicht funktionieren wird. Aus drei Gründe sei das Vorhaben des genetischen Neuro-Enhancements zum Scheitern verurteilt:

- Erstens sei „die Intelligenz" ein Konstrukt, das nicht ausreichend als Ziel für gentechnische Veränderungen definiert ist. Zwar sei Intelligenz durchaus eine sinnvolle Bezeichnung für bestimmte geistige Fähigkeiten und für das Talent, im Leben zurechtzukommen. Doch ein definierter Gegenstand mit verlässlich messbarer Größe und exakt bestimmbaren biologischen und biochemischen Ursachen ist die Intelligenz für Rosoff nicht. Was genau dazu gehört und was nicht, wie sie zu messen ist und welche biologischen Faktoren in welcher Weise ihre Größe beeinflussen, sei so wenig bestimmt, dass man nicht von einem „Ding" sprechen könne, das man dann in kontrollierbarer Weise beeinflussen und verbessern will. Ein Konzept wie die Intelligenz sei eben keine Eigenschaft vergleichbar der Haar- oder Augenfarbe, die eindeutig auf eine überschaubare Reihe von Genen und Molekülen zurückzuführen ist, mit denen man dann experimentieren kann.

- Zweitens wendet Rosoff sich gegen den genetischen Determinismus, der solchen Ansätzen zugrunde liegt. Bei der Vielzahl von Genen, die zur geistigen Leistungsfähigkeit beitragen, und ihren unüberschaubar komplexen Wechselwirkungen miteinander und mit der Umwelt, sei es unmöglich vorherzusehen, was passiert, wenn man einzelne oder auch mehrere Gene verändert. Neben den erwünschten könnten auch gänzlich unerwünschte Effekte mit einer solchen Manipulation einhergehen. Die Idee, man werde irgendwann alle biologischen Faktoren genau kennen und könne dann Effekte einer Genveränderung auf die Intelligenz zuverlässig vorhersagen, hält er für völlig unrealistisch.

- Drittens schließlich kommt neben Genen und Umwelt eine weitere Ebene hinzu, über die Forscher in den letzten Jahren immer mehr herausfinden: die Epigenetik. Sie beschreibt die Aktivierungsmuster im Erbgut. Denn die Eigenschaften eines Lebewesen oder einer Zelle werden nicht einfach durch die darin vorhandenen Gene bestimmt. Entscheidend ist, welche davon tatsächlich aktiv sind. Diese Aktivierung der Gene wird von Erfahrungen und Umwelt mitbestimmt. In einigen Fällen können solche Einflüsse sogar über Generationen hinweg vererbt werden. Es gibt beispielsweise Hinweise dafür, dass die Ernährungsweise der Großeltern sich auf die Gesundheit der Enkel auswirkt. Solche Faktoren, so Rosoff, machen es zum einen noch viel unkalkulierbarer, welche Folgen eine Genveränderung hat. Zum anderen könne es passieren, dass ein „Intelligenzgen", wenn man es denn durch gentechnische Methoden einbauen könnte, durch epigenetische Mechanismen gleich wieder abgeschaltet wird.

Angesichts solcher Schwierigkeiten, so Rosoff, sollte man weder große Hoffnungen in das genetische Neuro-Enhancement setzen, noch müsse man befürchten, dass derlei Manipulationen die menschliche Natur und Freiheit gefährden. Indes sind nicht alle Wissenschaftler überzeugt, dass die genetische Verbesserung des Denkvermögens für alle Zeiten ausgeschlossen ist.

„Wir müssen überlegen, ob wir so etwas wirklich wollen." Interview mit Prof. Dr. Diethard Tautz, Direktor am Max-Planck-Institut für Evolutionsbiologie, stellvertretender Vorsitzender des Verbandes Biologie, Biowissenschaften und Biomedizin in Deutschland (VBIO)

Es wird oft kolportiert, Intelligenz sei zu einem bestimmten, genau messbaren Anteil erblich, beispielsweise zu 50 oder 80 %. Wie stichhaltig sind solche Angaben aus Ihrer Sicht als Evolutionsgenetiker?

D. Tautz:
Um das zu beantworten, müsste man zunächst definieren, was Intelligenz überhaupt ist. Es gibt da bekanntlich sehr viele unterschiedliche Testverfahren, und letztlich geht jeder Forscher davon aus, dass Intelligenz das ist, was sein Test misst. Tatsächlich sind solche Tests aber immer auch kulturabhängig, und man kann da ganz unterschiedliche Dinge mit einbeziehen, neben mathematischen und sprachlichen Fähigkeiten beispielsweise Musikalität oder andere künstlerische Begabungen. All das sind Formen von Intelligenz. Als Genetiker gehe ich schon davon aus, dass diese zu einem erheblichen Anteil von unserem Erbgut mitbestimmt sind. Ob es aber eine allgemeine Intelligenz über alle diese Komponenten hinweg gibt, deren Erblichkeit man genau beziffern könnte, das bezweifle ich sehr. Auch bedeutet ein erblicher Anteil ja nicht, dass damit sozusagen das Schicksal vorherbestimmt ist. Schon gar nicht kann man aus der Intelligenz der Eltern auf die Intelligenz der Kinder schließen. Das ist der große Irrtum von Thilo Sarrazin, der meint, das sei so einfach wie bei Mendels Erb-

sen. Tatsächlich wird Intelligenz, wie immer wir sie definieren, von einer großen Anzahl von Genen beeinflusst. Wie diese sich in jeder Generation wieder neu kombinieren, lässt sich nicht vorhersagen. Dumme Eltern können kluge Kinder haben und umgekehrt. Die Idee, Deutschland würde verdummen, weil die vermeintlich weniger intelligenten Menschen aus der Unterschicht mehr Kinder bekommen als Akademiker, ist aus wissenschaftlicher Sicht abwegig.

Die Genetik kann heute sehr umfassend die Gen-Ausstattung eines Menschen analysieren – kommt bald der Tag, an dem eine Erbgutanalyse beim Neugeborenen dessen künftigen IQ erkennen lässt?

D. Tautz:
Die meisten Eigenschaften sind durch eine Vielzahl von Genen und deren unterschiedliche Ausprägungen – wir nennen das Allele – beeinflusst. Natürlich ist es der Ehrgeiz von uns Wissenschaftlern, diese Zusammenhänge möglichst genau aufzuklären. Wir versuchen zu erkennen, welche Allele mit welchen Eigenschaften des Organismus korrelieren. So arbeitet meine Arbeitsgruppe beispielsweise daran, zu erkennen, welche Gene gemeinsam die Schädelform von Mäusen bestimmen. Ob eine solche Korrelation aber irgendwann einmal für eine so komplexe Eigenschaft wie die Intelligenz möglich sein wird, die ja immerhin auch noch von der Umwelt mit geprägt wird, ist heute nicht absehbar.

Zumindest in Tierversuchen wurde schon eine ganze Reihe von sogenannten Intelligenzgenen aufgespürt, die beispielsweise das Gedächtnis oder das Lernvermögen verbessern, wenn sie besonders ausgeprägt sind. Eröffnet das künftig auch Möglichkeiten, die Intelligenz des Menschen anzuheben?

D. Tautz:
Zunächst sind das Gene, die in ganz bestimmten, eng definierten Versuchssituationen untersucht wurden. Sie ver-

118

bessern beispielsweise die Fähigkeit von Mäusen, die in einem Wasserbecken schwimmen, die rettende Plattform wiederzufinden. Ob sie damit auch allgemein das Gedächtnis fördern, ist eine andere Frage. Aber sicher, es gibt diese Gene und sie beeinflussen bestimmte Fähigkeiten, die zur Intelligenz gehören. Wie sie das allerdings tun, ist eine komplizierte Angelegenheit. Nicht nur, dass es sehr viele beteiligte Gene – vielleicht hundert oder mehr – in ihren unterschiedlichen Ausprägungen gibt. Sie wirken auch auf sehr komplexe Weise zusammen, sie addieren sich nicht einfach. Angenommen, es gibt zwei Gene, die das Langzeitgedächtnis jeweils um 1 % verbessern, dann wird es nicht einfach um 2 % besser, wenn beide zusammenkommen. Der Effekt von beiden zusammen kann auch viel kleiner oder größer sein. Und ein „gutes" und ein „schlechtes" Gen heben sich nicht einfach gegenseitig auf. Diese Wechselwirkungen zwischen den Genen verstehen wir längst noch nicht gut genug.

Aber wenn diese Zusammenarbeit der Gene eines Tages verstanden ist, wäre dann ein Neuro-Enhancement per Gentherapie möglich?

D. Tautz:
Vor Kurzem hätte ich noch mit einem klaren „Nein" geantwortet. Der gezielte Einbau von Genen innerhalb einer Generation schien bislang nicht möglich. Doch neuerdings gibt es ein Verfahren, mit dem dies wahrscheinlicher wird. Man nennt es das CRISPR/Cas-System. Damit kann man Erbgutmoleküle sehr spezifisch an ganz bestimmten Stellen aufschneiden. Wenn man dann ein gewünschtes Gen hinzufügt, wird dieses mit sehr hoher Wahrscheinlichkeit an dieser Stelle eingebaut. Das System wurde zunächst in Bakterien entdeckt, inzwischen wird es aber bereits erfolgreich bei Fischen und Mäusen genutzt und auch schon an menschlichen Zellkulturen erprobt. Wenn diese Methode weiter optimiert wird, stehen die Chancen für eine gezielte Gentherapie besser. Genetisches Neuro-Enhancement scheint damit nicht mehr völlig ausgeschlossen. Das

heißt auch, dass wir uns bei solchen Fragen nicht mehr entspannt zurücklehnen können und sagen: Das funktioniert sowieso nicht. Sondern wir müssen uns mit den ethischen Problemen beschäftigen und überlegen, ob wir so etwas wirklich wollen. Aus meiner Sicht ist es ganz und gar nicht erstrebenswert, wenn Kinder auf diese Weise nach den Wünschen der Eltern oder nach gesellschaftlichen Normen geplant und je nach Wunsch mit Genen für mathematische oder musikalische Fähigkeiten ausgestattet werden. Aber wir müssen uns wohl mit dieser Möglichkeit auseinandersetzen.

Optogenetik – der Lichtschalter für das Hirn

„Licht aus – Spot an!" Und schon geht es rund in der Denk-Disco: Blaues Licht aktiviert die Nervenzellen, gelbes schaltet sie auf Wunsch wieder ab, und grüne Lichtblitze begleiten das Geschehen im Gehirn. Wer die Lichtorgel bedient, hat die Kontrolle über das, was im Kopf vor sich geht.

Eine solche Zukunftsvision erscheint denn doch gar zu abgefahren? Ein bloßes Hirngespinst ist sie keineswegs. Tatsächlich wird bereits intensiv daran geforscht, Nervenzellen mit farbigem Licht zu kontrollieren. Während Wissenschaftler höchst uneinig darüber sind, ob der erfolgreiche Einbau von „Intelligenzgenen" jemals möglich sein wird, sind inzwischen gentechnische Werkzeuge verfügbar, die es erlauben, über molekulare „Lichtschalter" direkt in die Arbeit des Gehirns einzugreifen.

Optogenetik heißt das Forschungsgebiet, das es möglich macht, in Kulturschalen und Tierversuchen quasi per Knopfdruck bestimmte Nervenzellen zu aktivieren. Es hat sich in den letzten Jahren rasch entwickelt; die Fachzeitschrift „Nature Methods" feierte den Lichtschalter für das Hirn 2010 gar als „Methode des Jahres" (Deisseroth 2011). Welch hohe Erwartung in das Verfahren gesetzt werden, wurde auch deutlich, als die Grete Lundbeck European Brain Research Foundation im Frühjahr 2013 ihren mit einer Million Euro dotierten „Brain Prize" den Pionieren der Optogenetik Gero Miesenböck, Ernst Bamberg, Peter Hegemann, Georg Nagel, Ed Boyden und Karl Deisseroth verlieh.

Zahlreiche Tierexperimente zeigen, dass es möglich ist, Moleküle, Zellen und damit das Verhalten mit Licht zu steuern. Versuche, diese Technik auch beim Menschen einzusetzen, werden schon vorbereitet, wie etwa auf einer Tagung 2012 in Berlin deutlich wurde (103. Dahlem-Conference, Berlin 02.–05.09.2012, Hegemann und Sigrist 2013). Einige Forscher, so wurde dort klar, warten schon gespannt darauf, wann es heißen wird: „Nimm ein Photon, keine Pille!" (Moffat et al. 2013) Offenbar hoffen sie, dass Manipulationen des Gehirns mittels Lichtteilchen (sogenannte Photonen) künftig Medikamente ersetzen können. Neue Entwicklungen in der Optogenetik würden es ermöglichen, ein Nervensystem zu kontrollieren, so wie man einen Hund an der Leine führt (Isacoff et al. 2013). Dagegen betonte Gero Miesenböck von der University of Oxford die Schwierigkeit, derart komplexe Systeme zu beherrschen (Miesenböck 2013).

Der Hintergrund: Mit gentechnischen Methoden ist es Wissenschaftlern gelungen, lichtgesteuerte Moleküle in die Zellmembran von Nervenzellen einzubauen. Werden sie von blauem Licht getroffen, ändern die Moleküle ihre Form ein wenig und bilden so einen Durchlass in der Membran. Durch diese Öffnung strömen dann positiv geladenen Teilchen – Ionen – in das Zellinnere. Die Nervenzelle wird damit zum Abfeuern eines Signals veranlasst. Mit gelbem Licht lässt sich die Aktivität der Zelle wieder stoppen.

Für alle, die es genauer wissen wollen:
Wie die Lichtschalter im Hirn funktionieren

Zentrales Element der Lichtsteuerung sind lichtempfindliche Moleküle, wie sie in der Natur bei vielen Organismen vorkommen. Unser Sehvermögen beruht auf einem solchen Stoff, dem Sehpurpur (Rhodopsin). Er absorbiert Lichtteilchen – Photonen – und ändert daraufhin seine Gestalt. Über eine Reihe weiterer biochemischer Prozesse führt das dazu, dass ein elektrisches Signal an das Gehirn weitergeleitet wird.

Doch auch in Organismen ohne Sehvermögen, wie Bakterien und Algen, finden sich lichtempfindliche Moleküle, die mit unserem Sehpurpur verwandt sind. So besitzt die Süß-wasseralge *Clamydomonas reinhardtii* sogenannte Kanal-Rhodopsine, die ihre vom Licht abhängigen Bewegungen bestimmen: Ist es dämmrig, schwimmt der Einzeller zum Licht hin, bei hoher Lichtstärke von der Lichtquelle weg.

Das Kanal-Rhodopsin bildet eine Art Schleuse in der Zell-wand, die sich öffnet, wenn das Molekül von blauem Licht getroffen wird. Durch diese Öffnung strömen dann positiv geladenen Ionen in die Zelle. Eine Forschergruppe um Georg Nagel vom Max-Planck-Institut für Biophysik in Frankfurt und Peter Hegemann von der Humboldt-Universität Berlin entdeckte 2002 diese Algenmoleküle, die sich per blauem Lichtblitz öffnen lassen (Nagel et al. 2002).

Forscher um Karl Deisseroth von der Universität Stanford bauten das Gen für die lichtgesteuerte Schleuse in Nerven-zellen ein. Diese stellen daraufhin das Kanal-Rhodopsin her, als gehörte dieses zum ganz normalen Sortiment ihrer Ei-weiße, und integrieren es in ihre Zellwand. Bestrahlt man nun diese Nervenzellen mit blauem Licht, öffnen sich in-nerhalb von Tausendstelsekunden die Schleusen, es strö-men positiv geladenen Natriumionen in die Zelle. Damit gerät die Nervenzelle aus ihren Ruhezustand, in dem das Zellinnere gegenüber der Außenseite negativ geladen ist. Der Ladungsunterschied an der Zellmembran verschwin-det – die Zelle wird depolarisiert, heißt es im Fachjargon. Dabei entsteht ein elektrisches Signal, ein Aktionspoten-zial, das an andere Nervenzellen weitergeleitet wird. (Siehe auch „Für alle, die es genauer wissen wollen: Blitzschnell vom Fuß in das Hirn – Reizleitung in der Nervenzelle", auf S. 57.)

Der Baukasten der Optogenetiker ist seitdem rasch ange-wachsen: Neben verschiedenen Kanalmolekülen, über die die Zellen mit Blaulicht erregt werden können, gibt es auch Stoppschalter. Diese aus Bakterien stammenden Moleküle reagieren auf gelbes Licht. Sie pumpen dann negativ gela-dene Chloridionen in die Zellen und beenden damit die Er-regung genauso schnell wieder, wie sie angeschaltet wurde (Zhang et al. 2007, Mei und Zhang 2012).

Wieder andere gentechnisch eingeschleuste Moleküle teilen den Forschern mit, wie gut ihr Experiment funktioniert: Sie fluoreszieren grün, wenn eine Nervenzelle erregt ist. So wird sichtbar, welche Zellen an einer bestimmten Funktion des Gehirns mitwirken. Mit diesem farbenfrohen Werkzeug lassen sich Zellen also nach Belieben an- und ausknipsen, und zugleich kann man von außen verfolgen, was in ihnen passiert.

Um mit diesen molekularen Instrumenten zu experimentieren, muss nun noch Licht zu den Zellen gelangen. Das war kein Problem, solange die Forscher ausschließlich mit Zellen in Kulturschalen hantierten oder mit millimeterkleinen durchsichtigen Fadenwürmern. Doch bald wurden die Lichtschalter-Gene auch in Mäuse eingebaut, deren Schädel bekanntlich nicht durchsichtig sind. Die Lösung: Das steuernde Licht wird über feine Glasfaserkabel in das Gehirn der frei umherlaufenden Tiere geschickt.

Forscher, die mit diesem Verfahren arbeiten, betonen vor allem die Genauigkeit, mit der sie in das Geschehen eingreifen können. Während Medikamente nur verzögert und auf viele Gewebe gleichzeitig wirken und die feinsten Elektroden, die etwa mit Hirnschrittmachern in das Gehirn eingeführt werden, immer noch sehr viele Zellen gleichzeitig erregen, lässt sich die optogenetische Lichtorgel präzise steuern. Denn gentechnische Verfahren erlauben es, die Kanalproteine ausschließlich in die Zellen einzubauen, die man jeweils untersuchen und steuern möchte.

Beispielsweise kann man das Gen für den „Lichtschalter" an einen Kontrollmechanismus (in der Fachsprache: Promotor) koppeln, der nur in solchen Nervenzellen aktiv ist, die Dopamin als Botenstoff bilden. Wenn dann im Experiment blaues Licht in das Gehirn geschickt wird, trifft es zwar auch andere Zellen. Aber aktiviert werden nur die Nervenzellen, die Dopamin verwenden, da nur diese auch die Moleküle besitzen, die für Blaulicht empfindlich sind.

Wer aber gezielt Schaltkreise im Gehirn an- und abschalten kann, kann damit das Verhalten eines Organismus kontrollieren. Zunächst gelang das mit Taufliegen und Fadenwürmern. So veranlasst blaues Licht die entsprechend manipulierten Würmchen, sich zu krümmen und davonzuschwimmen, im gelben Licht kommen sie wieder zur Ruhe (Zhang et al. 2007). Weibliche Taufliegen balzen flügelsurrend wie sonst nur die männlichen Tiere, wenn die dafür zuständigen Nervenzellen optogenetisch aktiviert werden (Clyne und Miesenböck 2008).

Auch das Verhalten von Wirbeltieren ist der optogenetischen Steuerung zugänglich. So rennen Mäuse im Kreis, wenn man Nervenzellen, die die Bewegung steuern, nur in einer Hirnhälfte beleuchtet. Mit Licht lässt sich auch depressives Verhalten bei Mäusen erzeugen oder im Gegenteil deren Motivation erhöhen: Werden bestimmte Schaltkreise im Stirnhirn aktiviert, strampeln die Tiere eifriger, um aus einem Wasserbecken zu entkommen (Warden et al. 2012). Ob Mäuse mit depressiven Symptomen reagierten, nachdem sie wiederholt von einer dominanten Maus angegriffen wurden, konnten Wissenschaftler beeinflussen, indem sie bestimmte Dopamin-produzierende Zellen im Gehirn der Tiere anschalteten (Chaudhury et al. 2013).

Man kann Mäuse sogar dazu bringen, sich an etwas zu „erinnern", das sie gar nicht erlebt haben: Ein Forscherteam um Susumu Tonegawa vom Massachusetts Institute of Technology ließ die Tiere zunächst in einem für sie harmlosen Käfig herumlaufen. Die Zellen im Hippocampus, die die Erinnerung an diese Umgebung aufbauten – und nur diese –, produzierten dabei „Lichtschalter"-Moleküle. Später kamen die Mäuse in einen zweiten Käfig, der anders aussah, und wurden dort mit leichten Elektroschocks an den Pfoten traktiert. Zeitgleich mit den Stromstößen aktivierten die Forscher im Hippocampus der Mäuse mit blauem Licht genau die Zellen im Hippocampus, die beim Erkunden des ersten, ungefährlichen Käfigs aktiv gewesen waren. Das Ergebnis: Die Tiere brachten die unangenehme Erfahrung mit dem ersten Käfig in Verbindung. Von nun an erstarrten sie furchtsam, sobald sie an diesen doch ganz harmlosen Ort gebracht wurden – sie hatten eine falsche Erinnerung aufgebaut (Ramirez et al. 2013).

Der Werkzeugkasten der Optogenetik ist auch geeignet, um damit in das menschliche Gehirn einzugreifen, sind einige Wissenschaftler überzeugt. Schon als 2007 die ersten Versuche an Fadenwürmern publiziert wurden, prophezeiten die Neurowissenschaftler Michael Häusser und Spencer Smith vom University College of London nicht nur Therapien für Epilepsie und Parkinson, sondern sie erklärten auch: „Unsere neue Herrschaft über die neuronalen Schaltkreise mittels Licht mag uns am Ende erlauben, unsere Gehirne zu beherrschen – und das Verhalten." (Häusser und Smith 2007)

Die Liste der neurologischen und psychiatrischen Erkrankungen, die künftig mit den leuchtenden Werkzeugen besser verstanden und behandelt werden sollen, ist seitdem weiter angewachsen und reicht von Angsterkrankungen und Autismus über Drogensucht und Schizophrenie bis hin zu Zwangshandlungen (Deisseroth 2012, Tye und Deisseroth 2012). Wissenschaftler mit solchen Zielen verweisen beispielsweise auf Erfolge bei Mäusen, die ein zwanghaftes Putzverhalten zeigen und die mit optogenetischen Mitteln zumindest zeitweise kuriert wurden (Burgurière et al. 2013). Auch erste optogenetische Versuche an Affen wurden bereits durchgeführt: Einem Team von US-Forschern ist es gelungen, über lichtempfindlich gemachte Hirnzellen die Augenbewegungen von Rhesusaffen zu beeinflussen (Gerits et al. 2012).

Noch mag es schwer vorstellbar erscheinen, dass Menschen sich derartigen Prozeduren freiwillig aussetzen würden: Zunächst müssten sie ihr Hirn mit Viren infizieren lassen, die Algen- und Bakteriengene in bestimmte Hirnzellen einbauen. Dann wären Lichtleiter in das Gehirn zu implantieren, die dort für die nötige Beleuchtung sorgen. Wer möchte schon mit einem solchen Kabelanschluss auf dem Kopf herumlaufen? Doch subtilere Methoden sind in der Entwicklung. Wissenschaftler der Universitäten Freiburg und Basel bauten bereits ein winziges Implantat, das knapp einen Viertelmillimeter breit und einen Zehntelmillimeter dick ist. Es kann dreierlei zugleich: die Hirnzellen mit den Lichtschalter-Genen ausstatten, sie mit farbigem Licht steuern und außerdem messen, wie die Zellen darauf reagieren (Rubehn et al. 2013). Auch wird diskutiert, winzige Drähte oder leitende Polymerfasern durch Blutgefäße in das Gehirn einzuführen.

Ein solches Szenario legt etwa der Hamburger Rechtswissenschaftler Reinhard Merkel zugrunde, wenn er folgendes Szenario eines optogenetischen Neuro-Enhancements beschreibt: Einem Bankmanager, der mit seiner Karriere unzufrieden ist, werden in bestimmte Nervenzellen des Gehirns optogenetische Lichtschalter eingepflanzt; mit einem mikroskopisch kleinen Maschinchen, einem Nanoboter, wird über eine Armvene eine Glasfaser in sein Gehirn geschleust, die mit einem winzigen Lasergenerator im Unterarm verbunden ist. Das Laserlicht lässt sich von außen per Funksteuerung an- und ausknipsen. „In wenigen Wochen beherrscht er die Fotostimulation seines Gehirns präzise. Bei Bedarf verbessert er nun gezielt kognitive Fähigkeiten wie Konzentration, Gedächtnis und Entscheidungsstärke, aber auch seine emotionalen und motivationalen Zustände." (Merkel 2009) Wie gesagt, ein rein fiktives Szenario bisher, das Merkel dazu dient, mögliche strafrechtliche Implikationen des Neuro-Enhancement zu diskutieren. Zumindest gegen den Willen der Betroffenen sollten derartige Eingriffe nicht zulässig sein, meint der Jurist. Wer sich aber freiwillig darauf einlasse, dem dürfe man das wohl kaum verwehren.

Die Medizinhistorikerin Sabine Schleiermacher vom Forschungsschwerpunkt Zeitgeschichte des Instituts für Geschichte der Medizin und Ethik in der Medizin an der Berliner Charité betont dagegen mit Blick auf die Entwicklung der Optogenetik: Auch Vereinbarungen mit Patienten und Versuchspersonen entbinden Forscher nicht von ihrer Verantwortung. Optogenetische Eingriffe, die irreversible Veränderungen im Gehirn verursachen, reichten weit über das rein Physische hinaus und in den Bereich der Persönlichkeit. Damit seien solche Eingriffe als unvereinbar mit der Deklaration von Helsinki anzusehen, die verlangt, bei medizinischen Experimenten die Auswirkungen auf die „physische, mentale und soziale Integrität" so gering wie möglich zu halten (Schleiermacher 2013). In dieser Deklaration der World Medical Association (WMA, deutsch: Weltärztebund) werden ethische Grundsätze für die medizinische Forschung am Menschen formuliert. Die Deklaration wurde von der 18. Generalversammlung des Weltärztebundes in Helsinki im Juni 1964 verabschiedet und seitdem mehrfach überarbeitet (http://www.wma.net/en/30publications/10policies/b3/index.html).

Denken im Glashaus

Von der Schädelvermessung zum „Fenster in das Hirn"

Knapp eineinhalb Kilogramm einer grau und schmutzig weiß gefärbten weichen Masse in unserem Kopf ist es, in der sich unser Denken und Fühlen abspielt, wo Erfahrungen verarbeitet und Pläne geschmiedet werden. Wie viele Nervenzellen dabei zusammenarbeiten, weiß niemand ganz genau; gängigen Schätzungen zufolge besitzt das menschliche Gehirn um die 100 Milliarden Neuronen, neuere Berechnungen kommen „nur noch" auf 86 Milliarden (Azevedo et al. 2009). Durchschnittlich soll jede Nervenzelle im Gehirn mit rund 10.000 anderen verknüpft sein – die Zahl dieser Schaltstellen, der Synapsen, übersteigt damit jede Vorstellungskraft. Das Bestreben, diese Netzwerke und damit die Funktionsweise des Denkorgans zu durchschauen oder sogar zu kontrollieren, wird nicht selten als wissenschaftlicher Größenwahn abgetan. Und doch scheinen Forscher dem alten Wunsch langsam näherzukommen, die Gedanken eines Menschen lesen und eines Tages womöglich sogar steuern zu können.

Einem groben Verständnis der Denkvorgänge näherten sich Forscher schon früh an, als sie erstmals eine Arbeitsteilung im Hirn vermuteten. Der bekannteste Vertreter dieser Lehre war im 18. Jahrhundert Franz Gall, der Begründer der „Phrenologie". Zu Recht nahm er an, dass verschiedene Funktionen des Gehirns in unterschiedlichen Regionen des Denkorgans zu Hause sind. Doch fälschlicherweise postulierte er, dass die Arbeit des Gehirns sich in der Schädelform widerspiegele. Wies ein Schädel da ausgeprägte Beulen und Knubbel auf, wo Gall den „Geschlechtssinn", „Raufsinn" oder gar „Würgesinn" vermutete, schloss er entsprechend auf den Charakter des Probanden. In den Naziärzten fand Gall später verbrecherische Nachfolger, die mit Schädelvermessungen rassistische Theorien belegen wollten (Ausführliches dazu bei Gould 1983).

Weniger spekulativ als Galls auf Totenschädel aufgemalte Hirn-karten waren im weiteren Verlauf des 19. Jahrhunderts erste Fall-beschreibungen von Ärzten wie Paul Broca, die beobachteten, dass Verletzungen oder Hirnerkrankungen oft ganz spezifische Ausfall-erscheinungen nach sich ziehen (siehe dazu auch Kapitel 2).

Damit war der erste Schritt getan, einzelne Hirnfunktionen zu lo-kalisieren. Hiermit beschäftigt sich ein Großteil der Hirnforschung bis heute: zu erkennen, welche Bereiche des Gehirns für welche Auf-gaben zuständig sind und wie sie miteinander zusammenarbeiten. Ziel ist unter anderem eine genaue Kartierung des Gehirns, verbun-den mit dem Wunsch, es anschließend im Computer modellieren zu können. Das ist zumindest das Ziel des „Human Brain Project", für das derzeit eine Milliarde Euro an EU-Forschungsmitteln ein-geplant sind (siehe dazu „Interview mit Katrin Amunts" auf S. 144).

Eine besondere Rolle bei den Versuchen der Hirnforschung, Ein-blick in das lebende Gehirn zu erhalten, spielen bildgebende Ver-fahren. Liefern sie doch faszinierende Bilder, auf denen farbig leuchtende Flecken und Muster verraten, wie es aussieht und was sich gerade tut im sonst so undurchschaubaren Denkorgan.

– Die **Computertomografie (CT)** produziert mittels Röntgenstrah-len genaue Bilder von den Strukturen im Gehirn. Dabei wird das Gewebe – natürlich nur virtuell – in feinste Scheibchen zerlegt, die der Computer dann wieder zu einem dreidimensionalen Bild zusammensetzt.
– Stoffwechselvorgänge im Gehirn macht die **Positronen-Emis-sions-Tomografie (PET)** sichtbar. Dafür werden kurzlebige radio-aktive Moleküle in die Blutbahn gespritzt, die sich dann spezifisch beispielsweise an bestimmte Rezeptoren im Gehirn binden. Mit speziellen Detektoren lassen sie sich auf wenige Millimeter genau orten. So entstehen Bilder, die zeigen, wo welche Empfänger-moleküle für die verschiedenen chemischen Botenstoffe sitzen. Verwendet man stattdessen einen radioaktiv markierten Zucker, kann man auch erfahren, wo das Gehirn gerade intensiv arbeitet, denn dort wird besonders viel von diesem Brennstoff benötigt.
– Die **Magnetresonanztomografie (MRT)** kann beides: Struktu-ren und Funktionen sichtbar machen. Dafür setzt sich die Ver-suchsperson einem starken Magnetfeld aus. Darin richten sich

die Atomkerne von Wasserstoffatomen (Protonen) wie winzige Kompassnadeln aus. Mittels Radiowellen werden sie dann angeregt und geraten in eine Art Taumelbewegung. Nach dem Abschalten des Impulses klingt das Taumeln ab, die Protonen richten sich wieder im Magnetfeld aus und strahlen währenddessen elektromagnetische Wellen ab. Dabei verhalten sich Protonen je nach Umgebung unterschiedlich, beispielsweise in Fettgewebe anders als in wasserreichem Gewebe. Solche Unterschiede werden gemessen und zur Bildgebung ausgenutzt.

– Mit der **funktionellen Magnetresonanztomografie (fMRT)** können so auch Schwankungen in der Durchblutung oder im Sauerstoffgehalt des Blutes in den Hirngefäßen registriert werden. Der rote Blutfarbstoff – Hämoglobin – verhält sich anders, wenn er mit Sauerstoff beladen ist als ohne diese Last. Die Forscher schließen daraus, welche Bereiche des Gehirns gerade viel Sauerstoff benötigen, da sie angestrengt arbeiten.

Für alle, die es genauer wissen wollen:
Was ein „Hirnscan" verrät

Die wissenschaftliche Bezeichnung ist ein Zungenbrecher: Funktionelle Magnetresonanztomografie (fMRT) heißt das Verfahren, mit dem Neurowissenschaftler die Arbeit des Gehirns beobachten, manchmal wird auch das englische Kürzel fMRI (für „**f**unctional **M**agnetic **R**esonance **I**maging") verwendet, was auch nicht eingängiger ist. Oft wird kurz von „Hirnscans" gesprochen.
Gemeint ist stets das Gleiche: ein bildgebendes Verfahren, das zeigt, welche Hirnzellen gerade mit Hochdruck arbeiten. Die fMRT nutzt dafür die unterschiedlichen magnetischen Eigenschaften von sauerstoffreichem und sauerstoffarmem Hämoglobin. Wo Hirnzellen besonders aktiv sind, wird viel Sauerstoff benötigt. Daher nehmen Hirnforscher an: Dort, wo viel sauerstoffreiches Blut hinströmt, hat das Gehirn auch viel zu tun. Aus den lokalen Veränderung des Sauerstoffgehalts im Blut schließen sie daher auf die Aktivität verschiedener Hirnregionen.

Ebenso wie bei der normalen Magnetresonanztomografie wird die Versuchsperson für solche Messungen in einen Magnettunnel geschoben. In dem starken Magnetfeld darin richten sich die Wasserstoffkerne des Körpers entlang der Feldlinien aus. Elektromagnetische Pulse bringen diese Miniaturmagnete in einer anderen Richtung zum Schwingen. Wird das Störfeld abgeschaltet, streben die Protonen wieder in ihre Ausrichtung entlang der magnetischen Feldlinien zurück und strahlen dabei ein Signal ab.

Um daraus abzulesen, welche Hirnregionen gerade aktiv sind, machen Forscher sich den sogenannten BOLD-Effekt zunutze. „**B**lood **O**xygen **L**evel **D**ependent" deshalb, weil sauerstoffreiches und sauerstoffarmes Blut unterschiedliche magnetische Eigenschaften haben: Mit Sauerstoff beladener Blutfarbstoff verzögert nach dem „Taumeln" der Protonen die Rückkehr in die Ausgangsposition stärker als Hämoglobin ohne Sauerstoff. Sensoren im Gerät registrieren diese Unterschiede; ein Computerprogramm rechnet sie in Bilder um und stattet die so identifizierten aktiven Regionen mit roter oder gelber Farbe aus.

Auch wenn die Forscher bei der Beschreibung solcher Methoden gern von „Fenstern ins Hirn" sprechen oder gar behaupten, sie könnten „dem Hirn bei der Arbeit zusehen" – ganz so anschaulich geht es in den neurowissenschaftlichen Labors nicht zu. Die schönen Bilder in den Medien täuschen, die beweisen sollen, man könne nunmehr im Gehirn sehen, warum Männer und Frauen auf Witze verschieden reagieren, wo freundschaftliche Gedanken zu Hause sind oder wo das Fremdschämen im Gehirn verankert ist (http://www.br.de/themen/wissen/peinlich-schaemen-fremdschaemen 100.html, http://www.focus.de/gesundheit/ratgeber/gehirn/news/hirnaktivitaet-freundschaftliche-gedanken_aid_561516.html, http://sciencev1.orf.at/science/news/141966; alle 26.09.2013). Auch soll so sichtbar werden, ob Kunden ein bestimmtes Produkt gefällt und ob sie es kaufen würden – ein Effekt, den sich Werbestrategen beim „Neuromarketing" zunutze machen möchten. Selbst verborgene Wünsche würden die Bilder aus dem Hirn offenbaren, heißt es (Ariely und Berns 2010).

Die jeweils zuständige Region im Hirn blinkt hell auf, so legen es die bunten Bilder nahe. Tatsächlich aber leuchtet da nichts, und das Gerät misst, wie beschrieben, auch nicht die Hirnaktivität selbst, sondern einen Wert, der vom Sauerstoffgehalt des Blutes abhängt. Daraus lässt sich auf die Hirnaktivität rückschließen. Um dann aber ein Bild zu erhalten, auf dem dann eine oder wenige Regionen leuchtend ihre Zuständigkeit für Humor, Freundschaft oder Fremdschämen signalisieren oder auch für die Bereitschaft, ein teures Auto zu kaufen, müssen alle übrigen Aktivitäten des Gehirns herausgerechnet werden. Die Daten, die dann übrig bleiben, wandelt der Computer schließlich in Bilder um.

Diese können durchaus aufschlussreich sein – wenn man die vielen Schritte dorthin und die damit verbundenen Fehlerquellen beachtet. Letztlich aber sagen sie nur: Diese Hirnregionen sind aktiv, wenn man sich fremdschämt, an Freunde denkt, einen Cartoon witzig oder ein Auto begehrenswert findet. Ob sie auch der Ursprung dieser Regungen sind, ist damit nicht bewiesen. Und auch nicht, ob alle Menschen in der gleichen Weise reagieren, denn die bestechenden Bilder zeigen meist Mittelwerte aus Experimenten an verschiedenen Personen.

Die Macht der Hirnbilder

Wie überzeugend die bunten Bilder aus dem Gehirn dennoch wirken, machen Untersuchungen deutlich, die die US-Psychologen David McCabe und Alan Castel durchführten. Sie legten 150 Studierenden einen Bericht über eine – frei erfundene – neurowissenschaftliche Studie vor, die angeblich nachwies: Fernsehen verbessert die mathematischen Fähigkeiten. Zur Begründung wurde angeführt, das Sitzen vor der Flimmerkiste aktiviere die gleichen Hirnregionen, die auch beim Lösen arithmetischer Aufgaben gefordert seien. Diese imaginären Forschungsergebnisse waren entweder mit einem Balkendiagram illustriert oder mit einem Bild vom Gehirn, das die aktivierten Nervenzellen aufleuchten ließ. Eine dritte Gruppe erhielt den Text ohne jede Abbildung. Anschließend sollten die Versuchsteilnehmer verschiedene Fragen zum Text beantworten und unter anderem angeben, wie glaubwürdig und schlüssig ihnen die Forschungsergebnisse erschienen. Dabei zeigte sich: Die Versuchsteilnehmer, die den Text mit einem Hirnbild erhalten hatten, fanden die vermeintlichen Forschungsergebnisse überzeugender als diejenigen, die keine Illustration oder nur eine Balkengrafik gesehen hatten. Auch erschien den Betrachtern der Hirnbilder der Text besser geschrieben zu sein. Der Effekt bestätigte sich in einem zweiten Experiment, bei dem es um eine reale Studie ging: Der Behauptung, mit Hirnscans könne man Kriminelle erkennen, wurde mehr Glauben geschenkt, wenn dem Bericht ein Hirnbild beigefügt war (McCabe und Castel 2008).

Dieser Überzeugungseffekt der Bilder mag dazu beitragen, dass Ergebnisse der Hirnforschung, auch und gerade solche, die keinen medizinischen Zweck haben, in den Medien oft sehr positiv dargestellt werden. Eine Beschreibung der Methodik fehlt oft ebenso, wie ein skeptischer Blick auf die Aussagekraft der Ergebnisse (O'Connell, G. et al. 2011).

Berufsberatung aus der Röhre

Skepsis aber scheint durchaus angebracht, etwa wenn Neurowissenschaftler vorschlagen, bildgebende Verfahren der Hirnforschung für die Berufsberatung oder für Entscheidungen über den Bildungsweg zu nutzen.

Anhand kleiner anatomischer Unterschiede im Gehirn wollen einige Neurowissenschaftler die Befähigung für bestimmte Berufe erkennen. Ein Team um Richard Haier von der University of California in Irvine analysierte die Hirnstrukturen von 40 jungen Menschen, die sich zuvor bei einer Berufsberatung verschiedenen Tests unterzogen hatten. Mit statistischen Verfahren verglichen die Forscher diese Testergebnisse und individuelle Unterschiede im Gehirn. Dabei fand sich etwas mehr graue Substanz im Stirnhirn bei Personen, die gut im schnellen logischen Denken waren. Dagegen ging ein gutes Gedächtnis rätselhafterweise mit weniger Nervenzellen in einigen Hirnregionen einher (Haier et al. 2010). Wie ein Mangel an Nervenzellen, etwa im Hinterhauptlappen, mit dem besseren Erinnerungsvermögen zusammenhängen soll, konnten die Forscher nicht erklären. Gleichwohl erwarten sie, dass ihre Ergebnisse für die Berufsberatung nützlich sein werden.

Von anderen Neurowissenschaftlern wird dies äußerst skeptisch beurteilt: „Nach wie vor handelt es sich um statistische Aussagen, die Verlässlichkeit für ein Individuum ist sehr vorsichtig zu beurteilen", merkte der Neurologe Gereon Fink von der Universitätsklinik Köln dazu an. Man sei noch sehr weit davon entfernt, mit bildgebenden Verfahren ganze Persönlichkeitsprofile zu erstellen (Rögener 2010).

Aber die Idee, man könne anhand von Bildern aus dem Gehirn individuelle Befähigungen erkennen, hat weiterhin ihre Anhänger. So wurde unlängst berichtet, fMRT-Aufnahmen würden verraten, zu welchen mathematischen Leistungen ein Kind fähig ist und ob sich teure Nachhilfestunden überhaupt lohnen (Supekar et al. 2013).

Die Muster der Gedanken

Bevor im Folgenden über Forscher berichtet wird, die versuchen, Gedanken lesen zu lernen, sei an dieser Stelle darauf hingewiesen: Es handelt sich um eine frühe Phase solcher Versuche, oft nahmen nur wenige Versuchspersonen an den Experimenten teil. Auch die Forscher selbst sind keineswegs sicher, dass es eines Tages eine perfekte Gedankenlesemaschine geben wird. Ausschließen mögen sie das allerdings auch nicht. Daher rufen Neurowissenschaftler wie etwa John-Dylan Haynes vom Bernstein Center for Computational Neuroscience in Berlin dazu auf, sich frühzeitig mit dieser Möglichkeit und ihren ethischen und gesellschaftlichen Implikationen zu beschäftigen. Er fordert eine „breitere gesellschaftliche Debatte darüber, welche dieser Techniken von einer breiten Öffentlichkeit unterstützt werden" (Haynes 2007).

Haynes Arbeiten wurden in der Öffentlichkeit bekannt, als er vor einigen Jahren berichtete, mittels funktioneller Magnetresonanztomografie Entscheidungen seiner Versuchspersonen voraussagen zu können. In seinen Experimenten ließ er die acht Versuchsteilnehmer entscheiden, ob sie zwei Zahlen entweder addieren oder die eine von der anderen abziehen wollten. Verraten durften sie natürlich nicht, was sie planten. Während des Entscheidungsprozesses wurden mittels fMRT die Vorgänge im Gehirn gemessen und von einer speziellen Computersoftware analysiert. Da jeder Gedanke mit einem charakteristischen Aktivitätsmuster im Gehirn einhergeht, müsse es auch für solche Entscheidungen spezifische

Muster geben, nahm Haynes Team an. Er ist überzeugt: „Wenn man ein solches Gedankenmuster vorfindet, weiß man, was eine Person gerade denkt." Zumindest, wenn sie etwas eher Schlichtes denkt. Immerhin in 70% der Fälle konnten die Forscher aus den Aktivitätsmustern in einer Region des Stirnhirns, im sogenannten präfrontalen Cortex, ablesen, ob die Versuchsperson eine Addition oder eine Subtraktion plante (Haynes et al. 2007).

Allerdings ging es hier um eine vergleichsweise simple Alternative. Wenn man dagegen viele verschiedene Gedanken erkennen wolle, müsse man jeweils wissen, mit welchem Muster ein Gedankeninhalt im Gehirn einhergeht. Man bräuchte eine Art Wörterbuch, das Gedanken in Hirnaktivitätsmuster übersetzt. Da verschiedene Menschen aber verschiedene Muster für einen Gedanken bilden, müsste man auch für jeden ein eigenes „Wörterbuch" haben (Haynes 2007). Offensichtlich kein Unterfangen, mit dessen Gelingen man in näherer Zukunft rechnen muss.

Politische Sympathien durchleuchtet

Bedenklicher mag es stimmen, dass die Gedankenleser um Haynes inzwischen politische Vorlieben im Hirnscan erkennen können. Völlig unbewusst offenbarten Versuchspersonen den Neuroforschern, welche Partei sie bevorzugen. Dabei bekamen 20 Versuchsteilnehmer, während sie in der Röhre des Magnetresonanztomografen lagen, eine Aufgabe, die ihre ganze Aufmerksamkeit forderte. Auf einem Bildschirm wurden in rascher Folge kleine schwarze Quadrate gezeigt, die entweder zur linken oder zur rechten Seite offen waren. Per Knopfdruck sollten die Probanden die jeweils offene Seite angeben. Da das Bild alle 0,8 Sekunden wechselte, waren die Versuchspersonen damit vollauf beschäftigt und achteten kaum darauf, dass im Hintergrund auch Bilder von mehr oder weniger bekannten Politikern auftauchten. Wurden sie gefragt, welcher Politiker als letzter gezeigt wurde, konnte sie das nur raten. Erst nach diesen Experimenten sollten sie angeben, zu welcher politischen Partei sie neigen. Bei der Auswertung der Hirnscans zeigte sich: Bestimmte Aktivitäten in Hirnarealen, die als cingulärer Cortex und als Insel bezeichnet werden, traten vor allem dann auf, wenn ein bekannter Vertreter der jeweils bevorzugten Partei im

Blickfeld auftauchte. Zwar nahmen die Versuchspersonen diese Bilder nur am Rande wahr, da sie sich auf die kleinen Quadrate konzentrieren mussten. Dennoch reagierte ihr Hirn auf die Politiker der bevorzugten Partei und verriet den Forschern diese Vorliebe (Tusche et al. 2013).

An einer anderen Form der Mustererkennung versuchte sich ein Team um die Neurowissenschaftlerin Sanne Schoenmakers vom Donders Institute for Brain, Cognition and Behaviour an der niederländischen Universität Radboud. Sie wollte wissen, was beim Lesen einzelner Buchstaben im Gehirn vorgeht. Dafür setzte sie ihren drei Versuchspersonen handgeschriebene Buchstaben vor, die diese jeweils für eine Sekunde fixieren sollten. Derweil wurde mit einem Magnetresonanztomografen die Aktivität der Nervenzellen in vielen jeweils zwei Kubikmillimetern kleinen Bereichen der Sehrinde im Gehirn gemessen. Ein Computer mit einer lernfähigen Software analysierte diese Aktivitätsmuster und konnte daraus nach einer „Einarbeitungsphase" rekonstruieren, welchen Buchstaben die Personen gerade betrachteten. Nachdem der Computer dieses gelernt hatte, konnten die Forscher also aus den Aktivitätsmustern bestimmen, was die Versuchspersonen gerade lasen.

Japanische Wissenschaftler des Advanced Telecommunications Research Institute in Kyoto wollen aus Hirnscan-Signalen sogar erkennen, wovon ein Mensch gerade träumt. Wiewohl sie gerade mal drei Personen untersuchten und nur mit 60 % Wahrscheinlichkeit sagen konnten, ob im Traum beispielsweise ein Haus vorkam, schaffte es ihr Bericht in das renommierte Fachmagazin „Science". Der Traum vom Gedankenlesen fasziniert offensichtlich auch die wissenschaftlichen Fachmagazine (Horikawa et al. 2013).

Welche ethischen Probleme der tiefe Blick in das Hirn mit sich bringen kann, zeigen neuere Untersuchungen zur Erkennung pädophiler Neigungen. Neurowissenschaftler um Jorge Ponseti von der Universität Kiel legten ihren Versuchspersonen, während diese im Hirnscanner lagen, Nacktbilder von Erwachsenen und Kindern vor. Bei Männern, die sich sexuell zu Kindern hingezogen fühlen, fand sich eine erhöhte Aktivität im Belohnungssystem des Gehirns – die Neuronen feuerte hier verstärkt, wenn die Männer Kinderbilder betrachteten. Ponseti hält es für möglich, dass dieses Verfahren dazu beitragen kann, die mögliche Rückfälligkeit von Sexualstraftätern besser vorherzusagen. Aber auch „Schreckensszenarien wie flächendeckende Pädophilie-Screenings" scheinen ihm denkbar (Ponseti 2012).

Nicht auszuschließen erscheint es angesichts der Fortschritte im Gedankenlesen, dass Forscher eines Tages routinemäßig ganz private Erinnerungen und Vorhaben mit ihren Maschinen dechiffrieren werden können – von der Geheimzahl für das Bankkonto bis zu noch unausgesprochenen Scheidungsabsichten. Es gibt daher bereits Vorschläge, die Anwendung solcher Technologien zu regulieren, etwa mit einem „Grundrecht auf Gedankenfreiheit", das der Ausforschung im Hirnscanner Grenzen setzen soll (Schleim und Walter 2007). Eine Interpretation des Begriffs, die Friedrich Schiller noch nicht in den Sinn kommen konnte, als er den Marquis von Posa sagen ließ: „Geben Sie Gedankenfreiheit, Sire!"

„Hirnforscher sind nicht die besseren Psychologen"
Interview mit Prof. Dr. John-Dylan Haynes, Bernstein Center for Computational Neuroscience Berlin, Direktor des Berlin Center for Advanced Neuroimaging (BCAN)

Ihre Arbeiten werden oft als eine Form des Gedankenlesens beschrieben. Sie untersuchen mittels funktioneller Magnetresonanztomografie (fMRT), welche Hirnaktivitäten mit welchen Gedanken einhergehen. Vor einigen Jahren schon konnten Sie aus solchen Aktivitätsmustern mit einiger Wahrscheinlichkeit vorhersehen, ob eine Versuchsperson zwei Zahlen addieren oder subtrahieren würde. Aber wer will dafür so viel Aufwand treiben – sind Sie inzwischen dem Lesen komplexerer Gedanken nähergekommen?

J.-D. Haynes:
Auf jeden Fall. Wir können inzwischen Vorlieben für relevante Alltagsentscheidungen erkennen, wie etwa für Automarken oder auch für Politiker und Parteien. Auch komplexere Gedanken wie verdeckte Handlungspläne oder Gefühle sind schon ausgelesen worden. Allerdings ist der Raum an Möglichkeiten menschlicher Gedanken noch eine

große Herausforderung. Ohnehin ist das alles Grundlagenforschung – von der perfekten Maschine zum Gedankenlesen sind wir noch sehr weit entfernt. Interessante Anwendungen ergeben sich möglicherweise bei Geräten, mit denen Gelähmte sich verständigen oder mit denen Amputierte Prothesen steuern können. Auch für Computerspiele ist das interessant. Dagegen ist nicht absehbar, dass sich Gedanken aus der Ferne lesen lassen. Der Scanner am Flughafen, der vorbeigehende Passagiere mit terroristischen Absichten erkennt, ist Science-Fiction.

Offenbar entwickelt das Feld sich schnell. Es wurden sogar schon MRT-Screenings bei kleinen Kindern vorgeschlagen, um solche herauszufiltern, die zu Gewalt neigen könnten. Wird künftig jeder im Leben eine Reihe von Hirnscans durchlaufen? Im Kindergarten, um künftige Kriminelle zu erkennen, dann um eine passende Schule auszuwählen, später um die Eignung für bestimmte Berufe zu erkennen?

J.-D. Haynes:
Um es gleich klarzustellen: Hirnforscher sind nicht die besseren Psychologen. Bisher kommen ja nicht einmal Psychologen in den Kindergarten, was sollte da ein MRT-Gerät zu suchen haben? Auch ist es keineswegs sicher, dass spätere Gewalttäter sich schon im Kindergartenalter per Hirnscan identifizieren lassen werden, wie es manchmal behauptet wird. Um Verhaltensauffälligkeiten bei Kindern zu erkennen und vor allem zu behandeln, braucht man Psychologen und Therapeuten, das ist kein Aufgabegebiet der Hirnforschung. Und was die angeblichen Eignungstests für bestimmte Berufe angeht – bei solchen Ankündigungen spielen wohl eher finanzielle Interessen eine Rolle als dass es eine reelle Basis hätte. Wenn ich feststellen wollte, für welchen Beruf jemand geeignet ist, würde ich ihn zurzeit nicht in einen Hirnscanner legen, sondern würde ihn zur Berufsberatung schicken. An die Hirnforschung gibt es bisweilen die absurdesten Erwartungen, in der Regel übrigens nicht von Hirnforschern selbst.

Aber vielleicht kommt bald ein Gerät für eine zuverlässigere Wahlforschung, wenn Sie politische Orientierungen tatsächlich im Hirnscanner erkennen können?

J.-D. Haynes:
Wohl kaum. Der Aufwand ist hoch, eine besonders effektive Methode der Wahlforschung ist das nicht. Wie irrational Wahlentscheidungen gefällt werden, haben Psychologen längst anderweitig herausgefunden. Hirnscanner können grundlegende Entscheidungsmechanismen im Hirn verständlich machen, aber für die praktische Wahlforschung existieren bessere und billigere psychologische Verfahren. Es gibt keinen Grund, jemanden vor Wahlen mit einem Magnetresonanztomografen zu untersuchen, wenn man ihn auch einfach fragen kann, was er denkt.

Das setzt aber voraus, dass der Betreffende keinen Grund hat, die Unwahrheit zu sagen. Wenn Sie mittels Magnetresonanztomografie herausfinden, ob jemand eher Angela Merkel oder Gregor Gysi schätzt, mag das harmlos sein, weil die Versuchspersonen ja freiwillig an Ihren Experimenten teilnehmen. Mancher möchte seine politische Einstellung aber nicht offenbaren – sind Hirnscanner auch ein Instrument, um ganz private Gedanken auszuspähen?

J.-D. Haynes:
Derzeit nicht. Unsere Versuche sind nur möglich, wenn die Probanden mitmachen. So dürfen sie sich bei einer Messung beispielsweise nicht bewegen. Gegen den Willen der Beteiligten funktioniert das bisher nicht. Aber man kann sicher nicht völlig ausschließen, dass in Zukunft einmal ähnliche Verfahren in Unrechtsstaaten entwickelt werden, etwa um herauszufinden, ob jemand eine kritische Einstellung zum herrschenden Regime hat. Das wäre natürlich eine höchst fragwürdige Anwendung. Derzeit gibt es jedoch keine Maschine, mit der man etwa Regimekritiker identifizieren oder oppositionelle Gedanken ausspähen könnte.

Was halten Sie davon, Hirnscanner als Lügendetektoren ein-
zusetzen, oder von Forschungsarbeiten zur „Neopredic-
tion", die darauf abzielen, mittels Magnetresonanztomografie-
fie vorherzusagen, ob ein Straftäter nach der Haftentlassung
wieder rückfällig wird?

J.-D. Haynes:
Diese Einsatzfelder werden diskutiert, und natürlich werfen sie ethische und rechtliche Fragen auf. Ich rufe dringend dazu auf, diese öffentlich zu diskutieren. Lügendetektoren sind zwar in Deutschland in Gerichtsverfahren nicht zugelassen. Aber es gibt im Ausland private Firmen, die Hirnscans im MRT als Dienstleistung anbieten. Die machen laut eigenen Angaben ihr Geld vor allem mit ehelichen Treuetests. Dabei ist die Zuverlässigkeit höchst zweifelhaft, meines Wissens gibt es keinen Anbieter, der eine ausreichende Genauigkeit mit unabhängigen Studien belegt hätte. Hier wären Regulierungen nötig, die irreführende Werbeversprechen unterbinden. Die Anforderungen sollten ähnlich hoch sein wie bei der Zulassung von Arzneimitteln. Der Einsatz bei Straftätern ist ein schwieriges Gebiet. Studien zeigen beispielsweise, dass pädophile Neigungen Spuren im Gehirn hinterlassen. Diese lassen sich mittels fMRT nachweisen: Menschen mit einer pädophilen Veranlagung reagieren auf Bilder von Kindern ähnlich wie ein Kokainsüchtiger auf seine Droge. Gegen diese Reaktion kann das Gehirn sich nicht wehren, man könnte also vielleicht sogar gegen den Willen des Betreffenden – wenn er versucht das Auslesen zu verhindern – eine Pädophilie erkennen. Für den praktischen Einsatz müsste man dann allerdings unterscheiden zwischen Menschen mit einer bloßen Neigung, die der Betreffende nicht auslebt, und Straftätern, die sich tatsächlich an Kindern vergreifen. Prinzipiell ist es zwar möglich, die entsprechenden Hemmungen und Kontrollmechanismen im Gehirn zu erkennen. Aber praktisch wäre es extrem schwierig, dazu eine Studie durchzuführen, um die Zuverlässigkeit des Verfahrens zu testen. Man müsste eine große Anzahl von Menschen mit einer solchen sexuellen Präferenz scannen und

dann über Jahre und Jahrzehnte verfolgen, ob sie straffällig werden. Das ist kaum machbar. Andererseits sind aber auch die bisher eingesetzten Verfahren für psychiatrische Gutachten nicht fehlerfrei.

Wäre es, wenn die Verfahren zum Gedankenlesen weiter entwickelt werden, prinzipiell möglich, die verräterischen Muster im Hirn nicht nur zu erfassen, sondern auch auszulösen – also nicht nur zu erkennen: Dieser Mann denkt jetzt an seine Frau, oder er möchte eine bestimmte Partei wählen, sondern ihn auch zu veranlassen, dass er an die Partnerin denkt? Oder erwägt, eine bestimmte Partei zu wählen?

J.-D. Haynes:
Ob wir vom Brainreading zum Brainwriting, also vom Lesen der Gedanken zum Schreiben der Gedanken, kommen werden – das ist eine interessante Frage, die heute noch keiner beantworten kann. Bislang kann man bestimmte Hirnregionen kurzzeitig außer Gefecht setzen oder allgemein aktivieren. Aber wir sind noch weit davon entfernt, so feinkörnige, differenzierte Aktivitätsmuster in den Nervenzellen des Gehirns auszulösen, wie es nötig wäre, um einen Gedanken zu formen. Es gibt heute keine Technik, die dazu geeignet wäre, und ich habe keine Vorstellung, wie das überhaupt prinzipiell funktionieren könnte. Wobei ich nicht sagen möchte, dass das für alle Zeiten unmöglich ist. Vielleicht kann man eines Tages Gedanken schreiben – das wäre allerdings eine erschreckende Vorstellung.

Denken und Dürfen

Von der Therapie zum Turbohirn

Die meisten Verfahren, die heute für das Neuro-Enhancement diskutiert werden, wurden zunächst für die Therapie von Patienten entwickelt, deren Hirnfunktionen beispielsweise durch ein psychisches Leiden, einen Schlaganfall oder eine Demenzerkrankung beeinträchtigt sind. Der Übergang zum Bestreben, das Gehirn „besser als gut" zu machen, also zum Enhancement, kann jedoch fließend sein. Wo es keine genauen Maßstäbe gibt, welche psychischen Zustände oder welche geistigen Leistungen noch als „normal" gelten, ist nicht immer klar bestimmbar, wo es objektive Defizite gibt – Mediziner sprechen vom „Krankheitswert" – und wo der subjektive Wunsch nach „Verbesserung" beginnt.

Wenn das Gedächtnis mit dem Alter nachlässt, ist das „normal" in dem Sinn, dass es den meisten so ergeht. Dennoch können sich Menschen dadurch beeinträchtigt fühlen, dass ihnen die Telefonnummer eines alten Bekannten partout nicht einfällt oder sie im Supermarkt stehen und nicht mehr wissen, was sie eigentlich einkaufen wollten. Womöglich verstärkt sich dieses Gefühl des Ungenügens noch, wenn Mittel zur Verfügung stehen, „etwas dagegen zu tun". Wenn die Medizin hier – beispielsweise mit künftigen Gedächtnispillen – einerseits Hilfe anbietet, schafft sie andererseits mit solchen Angeboten auch neue Entscheidungszwänge: Wer keine chemische Aufbesserung des Gedächtnisses wünscht, muss diese Maßnahme dann bewusst ablehnen, sich womöglich gar für seine Entscheidung rechtfertigen. Normen verschieben sich, eventuell wird es mit den zunehmenden Möglichkeiten für den Einzelnen schwerer, sich mit bestimmten Einschränkungen abzufinden und diese in das Selbstbild zu integrieren. Die Schönheitschirurgie oder auch die moderne Reproduktionsmedizin mögen hier als Beispiele dienen:

– Wo schon kleine Abweichungen von der perfekten Nase oder
dem vollkommenen Busen einen Anlass zur Operation bieten,
verändert sich die Vorstellung vom normalen menschlichen Aussehen. Wenn in den USA und Brasilien die Brustvergrößerung ein
beliebtes Geschenk zum Abitur geworden ist, zeigt das die Verschiebung von Maßstäben mit erschreckender Deutlichkeit. Der
Vergleich mit der Schönheitschirurgie wird häufig als Argument
herangezogen, dass die Verschiebung von Normen durch die
Lifestylemedizin längst begonnen habe und Neuro-Enhancement
insofern nichts Besonderes und solchen längst üblichen Verfahren
vergleichbar sei (zum Beispiel Galert et al. 2009). Dem ist ent-
gegenzuhalten, dass es einen qualitativen Unterschied ausmacht,
ob jemand seine Nase begradigen lässt oder ob sein Denken und
Empfinden technisch verändert wird.
– Wenn die Antwort auf die Mitteilung „Wir können leider keine
Kinder bekommen" nicht „Wie schade!" lautet, sondern „Und
was tut ihr dagegen?", macht dies das Leben kinderloser Paare
nicht unbedingt einfacher. Reproduktionsmediziner berichten,
wie groß der seelische Druck durch wiederholte erfolglose Kin-
derwunschbehandlungen werden kann. Mit den gewachsenen
Möglichkeiten der Reproduktionsmedizin sei es für Paare schwerer geworden, Kinderlosigkeit als Schicksal anzunehmen (Rögener
2011).

Die „wunscherfüllende Medizin" erfüllt also keineswegs nur individuelle Wünsche, sondern bringt auch neue Zwänge mit sich.
Wenn erst einmal ein Lifting für die Seele oder eine Aufpolsterung
des Gedächtnisses im Angebot der Kliniken sind, könnte es auch
schwieriger werden, sich mit gelegentlichen Stimmungsschwan-
kungen oder Gedächtnislücken abzufinden. Wo heute eine stetig
wachsende Zahl von unruhigen Kindern Medikamente gegen das
Aufmerksamkeitsdefizitsyndrom erhält, scheint es nicht ausgeschlossen, dass künftig auch schon leicht unterdurchschnittliche
Schulleistungen als behandlungsbedürftige Krankheiten eingestuft
werden.
Wo aber solche Grenzen verwischen, ist es kein gar so großer
Schritt mehr, Enhancement-Techniken als „kosmetische Neurologie" (Chatterjee 2004) einzusetzen, als käufliche Dienstleistung
für Menschen, die es sich leisten können, ihr Denkorgan mit Tech-

nik und Chemie zum „Hyper-Hirn" aufzurüsten. Einige technik-
optimistische Wissenschaftler erklären gar, dass die Unterschei-
dung gar nicht möglich oder sinnvoll sei zwischen therapeutischen
Maßnahmen einerseits und dem Weg zum perfektionierten Über-
menschen andererseits – beides bedeute gleichermaßen einen Fort-
schritt für die Menschheit (Lucas 2012).

**„Ich halte es nicht für sinnvoll, alle denkbaren utopischen
Szenarien schon im Voraus zu regulieren"**
**Interview mit Prof. Dr. Katrin Amunts, Direktorin des Insti-
tuts für Neurowissenschaften und Medizin am Forschungs-
zentrum Jülich, Mitglied des Deutschen Ethikrates**

*Mit dem Projekt „Human Brain" investiert die EU eine große
Summe – eine Milliarde Euro –, um das menschliche Gehirn
auf Supercomputern zu simulieren. Forscher aus 23 Ländern
sind daran beteiligt. Es gibt Kritiker, die das Unterfangen
nicht für realistisch halten. Sie sind am dem Projekt beteiligt – halten Sie es wirklich für möglich, das Zusammenwirken von rund 100 Milliarden Nervenzellen mit je 10.000 Verknüpfungen zu simulieren? Und was genau wollen Sie damit
erreichen?*

K. Amunts:
Uns geht es um ein umfassendes Verständnis des Gehirns.
In diesem Projekt soll das Gehirn auf seinen vielen verschiedenen Organisationsebenen als Computermodell si-
muliert werden – von der molekularen Ebene, über einzelne Zellen und Zellverbände bis hin zu funktionellen
Systemen, die beispielsweise in die Steuerung des Hörens
oder Sehens involviert sind. Ich denke schon, dass das in
diesem auf zehn Jahre angelegten Projekt möglich sein
wird. Man muss sich in der Forschung ehrgeizige Ziele setzen und nicht nur Probleme angehen, die man quasi schon
„in der Tasche" hat. Auch wollen wir ja nicht das ganze Gehirn Zelle für Zelle mit allen Wechselwirkungen in beliebig
kleinen Zeitintervallen simulieren. Das übersteigt die Möglichkeiten auch der besten Supercomputer. Jedes Modell

beinhaltet Vereinfachungen. Dem Leiter des Projekts, Henry Markram von der Eidgenössischen Technische Hochschule Lausanne, ist es jedoch bereits gelungeneine sogenannte kortikale Säule zu simulieren. Das ist ein Verband von eng miteinander verknüpften Nervenzellen, der alle sechs Schichten der Großhirnrinde durchzieht. Eine solche Säule bildet eine funktionelle Einheit des Großhirns. Wenn wir zahlreiche solcher Module und deren Zusammenwirken simulieren, werden wir viel über die Arbeitsweise des menschlichen Gehirns erfahren. Und anders als mit einem lebenden Gehirn kann man mit dem Modell experimentieren. Man kann an einer Stelle etwas verändern, dann beobachten, was passiert, und diese Beobachtung dann mit neuen Experimenten abgleichen.

Doch der Aufwand ist enorm – wofür soll das Ganze gut sein?

K. Amunts:
Zunächst ist der Erkenntnisgewinn an sich ein Ziel. Das Gehirn ist zentral dafür, was uns als Menschen ausmacht, seine Arbeitsweise zu verstehen, ist faszinierend. Das ist vergleichbar mit der Astronomie – wir wollen etwas erfahren über unseren Platz in der Welt, wie sie sich entwickelt hat und darüber, wer wir sind. Das bedarf erst einmal als Ziel keiner besonderen Begründung. Aber natürlich erwarten wir auch einen Nutzen für die Medizin und die Wissenschaft. Um ein Beispiel aus meiner eigenen Arbeit in diesem Projekt zu nennen: Wir erstellen einen Hirnatlas, das heißt, dreidimensionale Karten des Gehirns, die die Verteilung der Nervenzellen und die molekulare Architektur abbilden. Das Wissen über die zellulären Strukturen kombinieren wir mit Ergebnissen über die Verteilung der verschiedenen Moleküle, die der Informationsübertragung dienen – den Botenstoffen und ihren Rezeptoren. Sowohl die Zellen als auch die Rezeptoren für die Botenstoffe sind im Gehirn unterschiedlich verteilt. Anhand dieser Unterschiede können wir dann Hirnareal voneinander differenzieren. So entsteht nach und nach ein detailliertes dreidi-

mensionales Modell. An diesem kann man dann später simulieren, was beispielsweise bei einem Eingriff ins Gehirn passiert. Oder man kann besser verstehen, welche Wirkungen Psychopharmaka haben – erwünschte wie unerwünschte.

Die britische Wissenschaftsjournalistin Rita Carter ist überzeugt: „Wenn unsere Hirnkarten komplett sind, wird es möglich sein, psychoaktive Behandlungen so fein zu steuern, dass der geistige Zustand und damit das Verhalten eines Individuums nahezu perfekt formbar sind." (Carter 2012) Halten Sie das für eine zutreffende Prognose?

K. Amunts:
Eine solche Vorhersage finde ich zu pauschal. Klar ist jedoch: Je mehr man über das Gehirn und seine Arbeitsweise weiß, desto gezielter kann man in seine Funktionen eingreifen. Denken Sie etwa an die Hirnschrittmacher, mit denen heute bereits erfolgreich Parkinsonpatienten behandelt werden. Es gibt viele Hinweise, dass eine solche elektrische Stimulation bestimmter Hirnregionen auch zu bestimmten Persönlichkeitsveränderungen führt. Das Gehirn ist jedoch keine Maschine, bei der man eine einzelne Funktion neu einstellen kann, ohne dass das Gesamtsystem darauf reagiert. Es ist plastisch, man beeinflusst nie nur ein isoliertes „Bauteil", sondern immer auch das Gesamtsystem. Nach Eingriffen ist es bestrebt, sich neu auszubalancieren. Bisher verstehen wir diese Prozesse nur sehr unvollkommen. Mit einem Modell, wie es das Human-Brain-Projekt aufbaut, wird man sehr viel besser vorhersagen können, wie das Gehirn eines Patienten auf therapeutische Eingriffe reagiert. Auch wenn es nicht der Zweck unseres Projektes ist – dieses Wissen bringt zugleich größere Möglichkeiten mit sich, das Verhalten gezielt zu beeinflussen.

Wenn es möglich sein wird, die Arbeit des Gehirns im Detail zu simulieren, wird das auch helfen, für geschädigte Hirnabschnitte elektronische Prothesen zu bauen oder sogar Bau-

*teile in das Hirn zu implantieren, die dessen Arbeit – bei-
spielsweise das Gedächtnis – verbessern?*

K. Amunts:
Einerseits gibt es manches ja schon, wenn Sie an Cochlea-Im-
plantate für Gehörlose denken, an die Entwicklung einer
künstlichen Netzhaut oder die Steuerung von Prothesen
über Schnittstellen zwischen Hirn und Computer. Aber andererseits ist es auch kein Zufall, dass das alles Funktionen sind,
die an der Schnittstelle zur Außenwelt liegen, also nicht so
sehr die Kommunikation im Gehirn selbst betreffen. Funktionen wie das Gedächtnis durch elektronische Bauteile zu
verbessern oder gar zuersetzen, das ist doch eher Science-
Fiction. Denn das Gehirn ist ja nicht nur ein Organ, das elektrische Signale weiterleitet, es ist durch genetische und Umweltfaktoren geprägt, durch chemische Substanzen auf
vielfältige Art beeinflusst, von Blutgefäßen durchzogen, die
auf externe und interne Faktoren reagieren: Neben den
86 Mrd. Nervenzellen, die miteinander auf komplizierte Art
vernetzt sind, gibt es etwa genauso viele Gliazellen, die
ebenfalls interagieren – solche Komplexität kann man nicht
einfach auf einem Computerchip nachbauen. Für eng um-
schriebene Aufgaben von Nervenzellgruppen könnte ich mir
jedoch vorstellen, dass sie eines Tages durch einen implantierten Chip zu ersetzen wären. Wie schwierig so etwas
praktisch ist, zeigt sich an anderen Organen – es gibt zum
Beispiel noch kein zufriedenstellend funktionsfähiges künstliches Herz, und die Leber können wir bisher nicht durch ein
künstliches Organ ersetzen. Man muss auch ein bisschen be-
scheiden sein, wenn man ein solch komplexes System wie
das Gehirn, das sich über viele tausend Jahre in einem evolu-
tiven Prozess entwickelt hat, modellieren will.

*Die Einflussmöglichkeiten auf das Gehirn wachsen, und da-
mit werden voraussichtlich auch die Versuche zunehmen,
die normale Hirnleistung ins „Übermenschliche" zu steigern.
Ist es an der Zeit, hier über Regulierungen nachzudenken,
auch im Deutschen Ethikrat?*

K. Amunts:
Das Thema Neuro-Enhancement taucht in den Diskussionen des Ethikrates immer wieder auf, wir beobachten die Entwicklung genau und bearbeiten solche Fragestellungen immer wieder, zum Beispiel bei der Jahrestagung 2009 „Der steuerbare Mensch" (Ethikrat 2009). Der Missbrauch von Psychopharmaka ist etwas, mit dem wir uns zum Beispiel auseinandersetzen müssen. Ich halte es jedoch nicht für sinnvoll, alle denkbaren utopischen Szenarien schon im Voraus zu regulieren. Wir müssen hier auf konkrete Entwicklungen reagieren, auch vorausschauen, was in der Wissenschaft zu erwarten ist, aber nicht für alles, was nur irgendwie denkbar ist, versuchen, gesetzliche Vorkehrungen zu treffen. Zu beachten ist auch, dass sich ethische Bewertungsmaßstäbe in der Gesellschaft ändern – wir wissen heute noch nicht im Detail, was wir einmal wollen werden.

Zu Risiken und Nebenwirkungen – fragen Sie Ihren Neurokosmetiker

Viele ethische Überlegungen und Gedankenexperimente zum Neuro-Enhancement setzen bei der Überlegung an: Was wäre, wenn es künftig Methoden gäbe, die Stimmung oder die geistige Leistungsfähigkeit zu verbessern, ohne dass dabei unangenehme Nebenwirkungen zu befürchten wären? Um dann flugs die Frage zu erörtern, ob es neben solchen medizinischen Risiken weitere Gründe gäbe, etwas gegen die Hirnverbesserung einzuwenden.

Diese Voraussetzung mag für theoretische Überlegungen hilfreich sein, in der Praxis ist es kaum zu erwarten, dass sie je eintreten wird. Warum der Satz „keine Wirkung ohne Nebenwirkung", der für jegliche Therapie gilt, ausgerechnet bei Eingriffen in unser komplexestes Organ außer Kraft gesetzt sein sollte, ist jedenfalls nicht zu erkennen. Dass es in absehbarer Zukunft wirksame und zugleich gut verträgliche Drogen für das Neuro-Enhancement geben wird, sei wenig wahrscheinlich, erklärt der Pharmakopsychologe Boris Quednow von der Universitätsklinik Zürich. So bestehe beispielsweise bei Stimulanzien stets ein Suchtrisiko (Quednow 2010b).

Schon gar nicht ist klar, wie eine Datengrundlage geschaffen werden könnte, um eine angebliche Nebenwirkungsfreiheit zu untermauern. Selbst wenn erste Experimente mit einigen waghalsigen Freiwilligen ergeben sollten, dass künftige „Smart Drugs", Elektroden, Glasfasern oder fremde Gene im Gehirn kurzfristig gut vertragen werden, müsste dies in Langzeitstudien mit Tausenden von Versuchsteilnehmern bestätigt werden. So manche unerwünschte Wirkung tritt bekanntlich erst bei längerer Behandlung auf. So werden trotz umfangreicher Studien vor der Zulassung jedes Medikaments nach Angaben der Pharmaindustrie in Deutschland jährlich zwei bis drei Medikamente wieder vom Markt genommen, weil neu gewonnene Erkenntnisse ergeben, dass die Nebenwirkungen doch den Nutzen übersteigen (Verband forschender Arzneimittelhersteller 2009). Da gerade neue Mittel oft mit noch unbekannten Risiken verbunden sind, müssen sie seit 2013 besonders gekennzeichnet werden: mit einem schwarzen Dreieck und dem Hinweis „Dieses Arzneimittel unterliegt einer zusätzlichen Überwachung".

Bei der Behandlung kranker Menschen ist der mögliche Schaden stets gegen den Nutzen für den Patienten abzuwägen, der vielleicht von einer schweren Krankheit geheilt wird oder dessen Symptome zumindest gelindert werden. Da erscheint manches Risiko vertretbar. Dass sich aber Tausende von Gesunden auf Langzeitversuche einlassen werden, die womöglich die Funktion ihres Gehirns auf nicht absehbare Weise verändern oder schädigen, ist schwer vorstellbar. Ärzte würden mit solchen Studien gegen den Grundsatz verstoßen, vor allem anderen den ihnen anvertrauten Menschen nicht zu schaden („primum nihil nocere"). Wo aber dem Risiko keine Heilungsaussicht gegenübersteht, sondern nur ein „gedoptes" Denkvermögen, würde nicht nur diese seit der Antike bestehende ärztliche Norm verletzt. Die Medizinhistorikerin Sabine Schleiermacher verweist darauf, dass irreversible Eingriffe in die Persönlichkeit auch gegen die Standards der Deklaration von Helsinki verstoßen (Schleiermacher 2013, siehe Kapitel 3).

Diese Deklaration schreibt außerdem fest, dass eine medizinische Studie beendet werden muss, sobald klar wird, dass die Risiken den Nutzen übersteigen (Deklaration von Helsinki 2008). Dass hier der Nutzen für die Gesundheit gemeint ist und nicht etwa das bessere Abschneiden in einem bevorstehenden Examen, ist aus dem

Kontext der Deklaration zu schließen. Demnach dürfte eine Studie, die Nebenwirkungen mit sich bringt, ohne dass dem eine Aussicht auf Heilung oder Linderung entgegensteht, gar nicht erst begonnen werden. Anders sieht es die Medizinethikerin Davinia Talbot von der Universität Münster. Ärzte würden auch sonst vieles tun, was nichts mit Heilung oder Prävention zu tun hat, argumentiert Talbot, etwa wenn sie Verhütungsmittel verordnen. Es genüge, wenn der Arzt auf die Risiken hinweise, die mit einem Neuro-Enhancement-Eingriff verbunden seien. Die letzliche Risikoentscheidung obliege dem Klienten (Talbot 2009).

Der Philosoph Edgar Dahl vom Institut für Geschichte, Theorie und Ethik der Medizin an der Universität Münster sieht die Nebenwirkungen des Neuro-Enhancements geradezu als Vorteil. Bezogen auf künftige Glücksdrogen argumentiert er: Nebenwirkungen würden einen Massenkonsum von „Happy Pills" mit an Sicherheit grenzender Wahrscheinlichkeit verhindern. Man werde sie darum nicht tagtäglich, sondern eher wie einen „edlen Tropfen" bei besonderer Gelegenheit konsumieren. Eine bedenkenlose Einnahme sei daher nicht zu befürchten, wenn solche Pillen eines Tages auf den Markt kämen (Dahl 2011).

Unkalkulierbare Folgen

Die Wahrscheinlichkeit von unerwarteten Langzeitfolgen bei einer Renovierung des Gehirns ist nicht gering einzuschätzen. Neben den „normalen" Risiken, die mit einer Hirnoperation oder der Einnahme von Psychopharmaka verbunden sind, kämen womöglich besondere Risiken durch einen biomedizinisch optimierten Umbau des Denkorgans hinzu. Denn eine wichtige Eigenschaft des Gehirns ist seine Wandelbarkeit – Neurowissenschaftler sprechen von Plastizität. Sie ist die Grundlage allen Lernens und kann beispielsweise bei einer Hirnschädigung dazu führen, dass gesunde Bereiche des Gehirns neue Aufgaben übernehmen, für die zuvor die zerstörten Areale zuständig waren. Welche Umbauten im Gehirn ein leistungssteigernder Eingriff nach sich zieht, scheint gänzlich unvorhersehbar. Wenn einzelne Areale zu Höchstleistungen getrieben werden, würden dadurch womöglich Ressourcen aus anderen Regionen abgezogen, deren Leistungen dann nachlassen?

Studien haben gezeigt, dass die Verbesserung in einem Bereich oft zulasten eines anderen geht, also etwa eine Verbesserung des Arbeitsgedächtnisses mit einer Verschlechterung des Langzeitgedächtnisses einhergeht (Quednow 2010b).

Denkbar ist auch, dass ein dauerhaft zu Höchstleistungen getriebenes Gehirn gegensteuert, sodass die überbeanspruchten Nervenzellen bald auf Normalleistung zurückgestuft würden. Eine gar zu erfolgreiche Leistungssteigerung könnte ebenfalls bedrohlich sein: Wenn das Gedächtnis so sehr perfektioniert wird, dass es Menschen nicht mehr gelingt, negative Erinnerungen auszublenden, kann das für die Betroffenen unerträglich werden (Human Enhancement and the Future of Work 2012). Was bei einem experimentellen Umbau des Gehirns alles passieren könnte, ist auch anhand der raffiniertesten Hirnmodelle vorerst nicht zu beantworten.

Damit aber wäre eine „autonome Entscheidung", es bei Gedächtnisproblemen oder einer Rechenschwäche mit „Viagra fürs Hirn" oder einer elektrischen Stimulation zu versuchen, nicht möglich. Die Philosophin Elisabeth Hildt betont, Autonomiewahrnehmung setze voraus, „dass die betreffende Person angemessene Kenntnisse über Chancen und Risiken, Wirkungen und Nebenwirkungen der zur Debatte stehenden Substanzen sowie über Handlungsalternativen besitzt – ein Zusammenhang, der angesichts des bisherigen Fehlens entsprechender empirischer Daten derzeit nicht gegeben ist" (Hildt 2012).

Noch weniger als bei Erwachsenen ist die Wirkung des Neuro-Enhancements auf Kinder abzuschätzen, deren Gehirn sich noch entwickelt und deren Psyche leicht formbar ist. Schon gar nicht kann hier von einer „informierten Zustimmung" der Betroffenen die Rede sein. Selbst Wissenschaftler, die das Neuro-Enhancement generell für eher unproblematisch halten, raten hier zur Zurückhaltung. Allerdings sei der zunehmende Gebrauch solcher Mittel wohl unvermeidlich. Man solle sie mit Vorsicht einsetzten und die Wirkung genau beobachten, heißt es dazu etwas hilflos (Singh und Kelleher 2010).

Neben den medizinischen Risiken wird im Zusammenhang mit dem Neuro-Enhancement eine Vielzahl weiterer Probleme für das Individuum diskutiert. Wie wird sich das Selbstbild des Menschen ändern, wenn er Leistungen nicht mehr so sehr durch eigene Anstrengung vollbringt als durch den Einsatz von Drogen und Neurotechnik? Wie wird es unsere Vorstellungen von Autonomie beeinflussen, wenn Gedanken und Emotionen über Elektroden oder Lichtleiter in unser Gehirn gelangen? Wollen wir die Persönlichkeitsveränderungen akzeptieren, die mit einem Turbohirn einhergehen würden?

Wenn etwa Neuroimplantate unvermeidlich zum Teil desjenigen werden, der sie trägt, muss die Frage beantwortet werden, wie sie dessen Identität beeinflussen, betonen Michael Decker und Torsten Fleischer vom Institut für Technikfolgenabschätzung und Systemanalyse (ITAS) des Karlsruher Instituts für Technologie (Decker und Fleischer 2008).

Nicht zuletzt eröffnen Implantate prinzipiell Möglichkeiten der Manipulation, und auch ungewollte Fehlfunktionen werfen schwierige ethische Probleme auf: Was ist, wenn ein – absichtlicher oder fehlgeleiteter – Impuls von außen den Neuroimplantatträger etwa zur Gewalttätigkeit oder zu sexuellen Übergriffen anregt? Wer ist dann für dessen Taten verantwortlich? Dies ist keine nur theoretische Frage: Bei der zur Therapie genutzten tiefen Hirnstimulation werden gelegentlich Aggressivität oder eine übersteigerte Sexualität als Nebenwirkungen beobachtet (Vetter 2012).

Wissenschaftliche Fachgesellschaften in Großbritannien, die sich 2012 mit den Auswirkungen eines möglichen Neuro-Enhancements auf die Arbeitswelt befassten, betonten: Besonders problematische Fragen träten da auf, wo Menschen in ihrem Beruf Verantwortung für andere übernehmen, sei es als Chirurg oder als Busfahrer (Human Enhancement and the Future of Work 2012). Denkbar sind einerseits Fehlleistungen unter dem Einfluss des Neuro-Enhancements. Wer soll für diese verantwortlich gemacht werden? Andererseits mag vielleicht künftig derjenige zur Verantwortung gezogen werden, der sich dem Hirndoping verweigert und dann im Berufsleben Fehler macht. Womöglich muss er sich dann vorhalten lassen: „Mit Pille wär' das nicht passiert."

151

Schließlich scheint auch keineswegs für alle Zeiten ausgeschlossen, dass es nicht unter bestimmten Umständen, etwa im militärischen Kontext, auch zur zwangsweisen Verordnung von Medikamenten kommen könnte, die die geistige Leistungsfähigkeit steigern. In den USA wurden 2004 einem psychisch kranken Angeklagten gegen seinen Willen Psychopharmaka verabreicht, damit er den Prozess durchstehen, zum Tode verurteilt und hingerichtet werden konnte (Mohamed und Sahakian 2012).

Das Gehirn im Visier der Truppe

Wenn künftig wirksame Verfahren des Neuro-Enhancements verfügbar werden, könnte dies nicht nur den metaphorischen Kampf um das alltägliche Dasein – in Form von Konkurrenz um Bildungsabschlüsse, Arbeitsplätze, beruflichen und gesellschaftlichen Status – erheblich verschärfen. Die Techniken kämen auch auf den ganz realen Schlachtfeldern in den Kriegs- und Krisenregionen dieser Welt zum Einsatz. In verschiedenen Ländern setzt das Militär erhebliche Hoffnungen in die Neurowissenschaften, wie schon die dafür investierten Summen deutlich machen.

Doch die deutsche Debatte um ethische Aspekte des Neuro-Enhancements spart den militärischen Ge- und Missbrauch weitgehend aus. So spielt dieser Aspekt im Bericht des Deutschen Ethikrats „Der steuerbare Mensch?" (Ethikrat 2009) keine Rolle. Auch das viel beachtete Memorandum „Das optimierte Gehirn" erwähnt die militärische Nutzung nicht. Dagegen wurde diese Problematik ausführlich vom britischen „Nuffield Council on Bioethics" erörtert (Nuffield Council 2013).

Am besten bekannt sind die Aktivitäten der US-amerikanischen Defence Advanced Research Projects Agency (DARPA), die 1958 gegründet wurde, um die technologische Überlegenheit der US-Streitkräfte sicherzustellen. Die folgenden Ausführungen beziehen sich daher zu erheblichen Teilen auf Neuro-Enhancement-Projekte dieser Forschungsagentur des US-Militärs. Mit ähnlichen Anstrengungen in anderen Staaten ist zu rechnen.

Versuche, die Aufmerksamkeit, Wachheit und Leistungsfähigkeit von Soldaten mit Stimulanzien zu fördern, haben eine lange Geschichte. So wurden Amphetamine im Zweiten Weltkrieg eingesetzt, um die Kampfkraft der deutschen Wehrmacht pharmazeutisch zu unterstützen. Der Oberbefehlshaber des Heeres, Generaloberst Walther von Brauchitsch, erklärte in einem Erlass vom 14. April 1940 zur Einführung dieser Stimulanzien: „Die Überwindung des Schlafs kann in besonderen Lagen wichtiger sein als jede Rücksicht auf eine etwa damit verbundene Schädigung, wenn durch den Schlaf der militärische Erfolg, die Sicherheit der ruhenden Truppe oder die Transportsicherheit gefährdet wird. Zur Durchbrechung des Schlafbedürfnisses stehen als leichtere Mittel die Anregungsmittel (Coffein, Schoka-Cola, starker Tee), als stärkere die Weckmittel (Pervitin und andere) zur Verfügung." Pervitin, hergestellt von den Berliner Temmler-Werken, ist ein Methamphetamin, das Müdigkeit und Hungergefühle unterdrückt, außerdem wirkt es euphorisierend. Für den Feldzug gegen Frankreich, der im Mai 1940 begann, bestellte die Wehrmacht rund 35 Millionen Tabletten Pervitin (Pieken 2011). Ein Merkblatt für Marinesanitätsoffiziere erläuterte: „Jeder Sanitätsoffizier muss sich darüber im Klaren sein, dass er im Pervitin ein sehr differenziertes und starkes Reizmittel in der Hand hat, das ihm jederzeit gestattet, bestimmte Personen seines Wirkungskreises bei der Durchführung übernormaler Leistungen tatkräftig und wirkungsvoll zu unterstützen." (Ulrich 2005) Auch die Alliierten verwendeten Amphetamine, um Ausdauer und Kampfkraft ihrer Truppen zu stärken. Später waren diese Drogen in den Kriegen in Algerien, Vietnam und am Golf dabei.

2003 machte ein Verfahren gegen zwei US-amerikanische Air-Force-Piloten Schlagzeilen, die im Afghanistan-Einsatz eine Einheit kanadischer Soldaten für Al-Qaida-Kämpfer gehalten und im „friendly Fire" vier von ihnen getötet und acht schwer verletzt hatten. Die Anwälte der Piloten machten geltend, dass die Piloten unter dem Einfluss des Amphetamins Dexedrin gestanden hatten. Es ist in aufputschenden Tabletten, den sogenannten „Go-Pills", enthalten, die bei der US-Army routinemäßig ausgeteilt wurden. Im Zivilleben würde man sagen: Die Piloten waren auf Speed. Das Verfahren wegen Totschlags wurde eingestellt (Dany 2003).

Ungeachtet solcher Erfahrungen kommt ein Bericht für die US-Armee 2008 zu dem Schluss, dass eine Abfolge von Schlafmitteln und Stimulanzien gut geeignet sei, den Soldaten erst den nötigen Schlaf zu verschaffen und sie dann lange wach und leistungsfähig zu halten (Storm 2008).

Weniger Nebenwirkungen als Amphetamine soll das Mittel Modafinil mit sich bringen, das daher besonders für den Einsatz auf dem Schlachtfeld empfohlen wird: Modafinil habe großes Potenzial als Droge, die die Kampffähigkeit fördert, der Ermüdung entgegenwirkt und die Stimmung aufhellt, heißt es in einer vom südkoreanischen Militär finanzierten Übersichtsarbeit (Kim 2012). Das Walter Reed Army Institute of Research, die größte biomedizinische Forschungseinrichtung des US-Verteidigungsministeriums, erforschte die Wirkung von Modafinil sowie anderer stimulierender Drogen und kam zu dem Schluss, jede habe im Krieg ihre Vorteile (Killgore et al. 2009).

Für 2014 plant die DARPA 50 Millionen US-Dollar ein, um „das Verständnis von Hirnfunktionen zu verbessern und neue Fähigkeiten zu schaffen". Unter anderem soll ein Projekt mittels bildgebender Verfahren untersuchen, was Stress im Gehirn bewirkt, und dann Drogen entwickeln, die diesen Effekten bei Soldaten entgegenwirken (DARPA 2013a, DARPA 2013b).

Neurotechnik für das Schlachtfeld

Auch jenseits von Go-Pills und anderen Drogen sollen die Neurowissenschaften dazu beitragen, dem Ideal eines jederzeit einsatzbereiten, unermüdlichen und unerschrockenen Kämpfers näherzukommen, der auch unter Stress blitzschnell die richtigen Entscheidungen trifft und fehlerfrei sein Kampfgerät bedient, als wäre es ein Stück von ihm.

In den vergangenen Jahren stiegen die Forschungsmittel stetig an, die die DARPA für die Neuroforschung ausgab. 2011 betrug das Budget der DARPA für neurowissenschaftliche Projekte 240 Millionen Dollar (Tennison und Moreno 2012). Zu den Zielen, die die Hirnforschungsprogramme der DARPA verfolgen, oft in Zusammenarbeit mit zivilen Forschungseinrichtungen und Unternehmen, gehört es, die Ausdauer der Soldaten auf dem Schlachtfeld zu erhöhen, Entscheidungen zu beschleunigen und die Treffsicherheit beim Schießen zu vervollkommnen.

Im Krieg kann Müdigkeit tödlich sein. Während bisher vor allem Drogen den Schlaf ersetzen, hofft das Militär für die Zukunft auf die transkranielle Magnetstimulation. Die Geräte könnten, in Helme oder Fahrzeuge eingebaut, mit Magnetfeldern die Kämpfer wachhalten. Spezielle Sensoren würden ein Nachlassen in den Hirnleistungen registrieren und eine aufmunternde Stimulation starten. Versuche dazu haben bereits begonnen. Auch mit Ultraschall experimentiert die US-Army, um die Hirnaktivität müder Kämpfer anzuregen. Dagegen waren Versuche, gegnerische Truppen mit Magnetfeldern oder Mikrowellen zu irritieren, bisher wohl nicht erfolgreich (Nuffield Council on Bioethics 2013, Tennison und Moreno 2012).

Die US-Air-Force ließ 2007 erkunden, ob die transkranielle Magnetstimulation auch geeignet sein könnte, die kognitiven Fähigkeiten von Soldaten im Kampf zu erhöhen. Der Bericht lässt einerseits eine gewisse Skepsis erkennen – vieles sei noch Grundlagenforschung. Doch andererseits sei von der Technik zu erwarten, dass sie bald Lernfähigkeit und Informationsverarbeitung im Gehirn verbessern könne. Auch ließen sich damit künftig die Schlafphasen der Soldaten erholsamer machen und nach der Schlacht das posttraumatische Stresssyndrom behandeln (Nelson 2007). In einer neueren Studie unter Beteiligung der US-Air-Force erprobten Hirnforscher, ob sich mittels Elektroden am Kopf die Aufmerksamkeit steigern lässt. Die 25 Versuchspersonen – allesamt Militärangehörige – wurden vor einen Bildschirm gesetzt, auf dem mehrere virtuelle Flugzeuge kreisten. Die Probanden sollten möglichst rasch reagieren, wenn eines von ihnen die Richtung wechselte. Mit der Gleichstromstimulation machten die „Fluglotsen" im Experiment weniger Fehler. Damit sei die Methode ein vielversprechendes Mittel, um dem Nachlassen der Aufmerksamkeit bei Überwachungsaufgaben entgegenzuwirken, schließen die Forscher. Allerdings weisen sie darauf hin, dass diese Versuche sich nur über fünf Tage hinzogen. Wie es sich auswirkt, wenn das Hirn über Wochen oder Monate immer wieder unter Strom gesetzt wird, müsse man noch erproben (Nelson et al. 2013).

Solche Experimente, bei denen Soldaten als Versuchspersonen eingesetzt werden, sieht das britische Nuffield Council on Bioethics durchaus kritisch. Es sei fraglich, ob man bei Militärpersonal, das an Befehle gebunden ist, noch von einem „informierten Einverständnis" sprechen könne, wenn es zu Neuro-Enhancement-Versuchen herangezogen wird. US-amerikanische Gerichte haben in der Vergangenheit bereits befunden, dass ein „legitimes Interesse der Regierung" an medizinischen Versuchsreihen schwerer wiegen könne als das Interesse des einzelnen Soldaten (Nuffield Council on Bioethics 2013).

Schneller schießen als denken

In der modernen Hightech-Kriegsführung nimmt die Geschwindigkeit zu, mit der Entscheidungen getroffen werden müssen. Das US-Unternehmen BrainGate erhielt daher Forschungsmittel von der DARPA, um Verfahren zu entwickeln, mittels Elektroden im Hirn von Soldaten deren Informationsverarbeitung zu beschleunigen. Andere von der DARPA geförderte Systeme sollen die Bildverarbeitung im Hirn verbessern, so dass es gefährliche Situationen besser erkennt. In einem 24 Millionen Dollar teuren Projekt werden Neuroimaging-Verfahren für die militärische Nutzung entwickelt. Ziel ist eine Technologie, die Hirnaktivitäten überwacht und so feststellen soll, ob es unbewusst eine Bedrohung registriert. Eine Art Brille soll dann diese Gefahrensignale für den Soldaten in wahrnehmbare Informationen umwandeln (Nuffield Council on Bioethics 2013, Tennison und Moreno 2012).

In einem weiteren von der DARPA geförderten Forschungsprogramm wurde an der Duke University ein implantierbarer Neurochip entwickelt. Er kann Signale von Nervenzellen lesen, die dann beispielsweise Prothesen und die Fernbedienung von TV-Geräten steuern sollen – oder auch Roboter und Waffen. Das Gerät wurde 2007 in den USA patentiert (http://google.com/patents/US20050090756). Zu den Zielen solcher Projekte gehört die Steuerung von Flugzeugen und anderem Kampfgerät „mit Gedankenkraft" oder der schnelle Informationsaustausch durch direkte Kommunikation „von Hirn zu Hirn".

Es gibt allerdings Indizien dafür, dass die allzu forschen Forschungsziele der DARPA sich nicht so schnell verwirklichen lassen, wie noch um die Jahrtausendwende angenommen. 2003 war schon von einer direkten Verbindung zwischen Soldatenhirn und Waffentechnik die Rede. ROBORAT, eine Ratte, die sich mittels Elektroden im Hirn fernsteuern ließ – auch ein mit DARPA-Forschungsmitteln finanziertes Projekt –, hatte offenbar die Fantasie der Militärforscher angeregt. Mit Gedankenkraft, so hofften die vom US-Verteidigungsministerium finanzierten Wissenschaftler, würden sich bald ganze Flugzeuge und anderes Kriegsgerät steuern lassen. Auch wollte man Bilder und andere Informationen direkt in das Hirn der Kämpfer senden (Hoag 2003). Ziel scheint also weiterhin die „Mensch-Maschinen-Symbiose" zu sein, die der Psychologe und spätere DARPA-Direktor J. C. R. Licklider 1960 schon für das Jahr 1975 vorhergesagt hatte (Licklider 1960).

Davon ist in den DARPA-Plänen für 2014 nicht mehr die Rede. Stattdessen findet sich beispielsweise ein Projekt namens „Reliable Neural-Interface Technology (RE-NET)", das erforschen soll, warum die bisher erprobten Schnittstellen zwischen Gehirn und Computer nicht so lange funktionsfähig bleiben wie erhofft (DARPA 2013c).

Doch weiterhin geht es darum, Neurochips für die Fernsteuerung von Waffen zu entwickeln – eine Technik, die erhebliche ethische Probleme aufwirft, wie der US-Jurist Stephen White erläutert: Wenn Waffen direkt über Elektroden im Hirn kontrolliert werden, könne das dazu führen, dass sie gar zu schnell und unüberlegt zum Einsatz kommen. Legen einige neurowissenschaftliche Experimente doch nahe, dass die Prozesse im Hirn, die zu einem Entschluss führen, schon einsetzen, bevor eine bewusste Entscheidung getroffen wird. Wenn dies zutrifft, scheint es nicht ausgeschlossen, dass derart unbewusste Vorgänge auch das vorschnelle Abfeuern einer Waffe auslösen können, ehe dem Soldaten überhaupt klar wird, was er da tut. White stellt fest: Wenn so der Unterschied zwischen Gedanke und Tat verschwindet, verändere das den Begriff der Verantwortlichkeit radikal. Trifft eine derart durch Hirnströme ausgelöste Waffe unbeteiligte Zivilisten – wer ist dann für dieses Kriegsverbrechen verantwortlich? Nach Whites Auffassung zumindest auch diejenigen, die den Gebrauch solcher Waffen zugestimmt haben. Er fordert daher für solche Waffen neue Regelungen im internationalen Recht (White 2008).

Militärisch nützlich werden sollen die Ergebnisse der Neurowissenschaften auch bei der Befragung von Gefangenen und bei geheimdienstlichen Aktivitäten. So sollen angeblich terroristische Absichten mittels EEG feststellbar sein, wenn auch die Belege dafür nicht sonderlich überzeugend sind. Denn in den entsprechenden Versuchen wurden natürlich keine wirklichen Terroristen untersucht, sondern Studenten, denen die „Terrorpläne" auch nur unter Versuchsbedingungen und nicht unter Gefahr für Leib und Leben entlockt wurden (O'Connell, G. et al. 2011). Eher hypothetisch sind nach Einschätzung des Nuffield Council on Bioethics die Möglichkeiten, mittels Neurostimulation im Verhör die Wahrheit aus Gefangenen herauszukitzeln oder über eine Schnittstelle zum Hirn etwas über terroristische Absichten zu erfahren.

Intensiv erforscht wird dagegen seit Jahren, auch mit Unterstützung von DARPA und CIA, eine Art Neuro-Lügendetektor. So behauptet der Erfinder des „Brain Fingerprinting" Lawrence Farwell, man könne aus bestimmten elektrischen Aktivitäten im Hirn mit hundertprozentiger Sicherheit ablesen, ob jemand Informationen über kriminelle oder terroristische Taten besitzt (Farwell 2012). Im Verhör werden Informationen präsentiert, die im Zusammenhang mit der Tat stehen. Gemessen wird dann eine verräterische Reaktion im Gehirn des Befragten, die nach etwa 300 Millisekunden auftritt – so rasch, dass eine bewusste Kontrolle nicht möglich sein soll. Farwell bietet diese Tests bereits kommerziell an. Andere Wissenschaftler widersprechen jedoch heftig und bezweifeln die Seriosität von Farwells Daten (Meijer et al. 2013).

Ob Neurotechnologie beim Verhör von Kriegsgefangenen überhaupt eingesetzt werden darf, ist in internationalen Konventionen nicht ausdrücklich geregelt. Nach Auffassung des Nuffield Councils könne man jedoch davon ausgehen, dass es sich um eine laut Genfer Konvention verbotene Nötigung handele. Das Expertengremium empfiehlt daher, die Streitkräfte und Geheimdienste sollten ihr Personal entsprechend anweisen, dass solche Technik bei Befragungen nach internationalem Recht verboten sei (Nuffield Council on Bioethics 2013).

Viele Ergebnisse der Neurowissenschaften könnten Anwendungen im zivilen wie im militärischen Bereich finden: Stimulanzien halten Lkw-Fahrer ebenso gut wie Soldaten wach, eine Hirn-Computer-Schnittstelle kann Prothesen oder Waffen steuern. Das Nuffield Council empfiehlt daher, dass die Reflexion solcher Dual-Use-Probleme in die Ausbildung jedes Neurowissenschaftlers integriert werden müsse. Umgekehrt weisen Militärforscher gern darauf hin, dass Forschung für militärische Zwecke oft auch zivile Nutzungsmöglichkeiten mit sich bringt, etwa in der regenerativen Medizin. Die Experten des Nuffield Council bemerken dazu: Forschungsmittel werden sehr viel effektiver eingesetzt, wenn man sie gleich für die medizinischen Bedürfnisse der Bevölkerung ausgibt.

Biomedizinischer Neoliberalismus – zum Memorandum „Das optimierte Gehirn"

Eine „unvoreingenommene Beurteilung" des Neuro-Enhancements wollte eine Gruppe von Neurowissenschaftlern und Ethikern leisten, als sie 2009 das seither viel diskutierte Memorandum „Das optimierte Gehirn" veröffentlichte (Galert et al. 2009). Ein Vokabular wie „Hirndoping" oder „Medikamentenmissbrauch" lehnt diese Gruppe ab, wenn sie sich verständnisvoll dazu äußert, dass etwa gesunde Menschen Antidepressiva nehmen, um sich „besser als gut" zu fühlen.

Ausgangspunkt ihrer Überlegungen ist „das Recht eines jeden entscheidungsfähigen Menschen, über sein Wohlergehen, seinen Körper und seine Psyche selbst zu bestimmen". Wer für das unbeschränkte Neuro-Enhancement eintrete, müsse das daher nicht begründen, wer diese Freiheit einschränken wolle, dagegen schon: „Dem liberalen Verfassungsstaat steht es nur in sehr engen Grenzen zu, seine Bürger zu ihrem (vermeintlichen) Glück zu zwingen."

Die bloße Natürlichkeit des unveränderten Gehirns könne nicht als Argument gegen das Enhancement dienen – greift die Medizin doch auch in die Natur des Menschen ein und der Mensch allenthalben in die Natur. Auch das Argument, die Enhancement-Pillen könnten psychisch abhängig machen, lassen die Verfasserinnen und Verfasser des Memorandums nicht als Einwand gelten – werden Menschen doch auch nach Handys oder nach dem Internet süchtig, ohne dass jemand ein Verbot fordert.

Bedenklich scheint es dem Memorandum-Team schon eher, dass die „Smart Drugs" den Konkurrenzdruck in der Ellenbogengesellschaft weiter verschärfen könnten. Doch stellen sie dem die Aussicht gegenüber, die Pillen könnten Lebensfreude oder Mitgefühl fördern, Wirtschaft und Wissenschaft würden gewinnen. Auch der erhebliche soziale Druck, der durch eine Verbreitung des Neuro-Enhancements entstehen könnte, scheint für die Memorandum-Autorinnen und -Autoren letztlich nicht so schwer zu wiegen – seien Menschen doch auch sonst erheblichem Anpassungsdruck ausgesetzt. Und wenn die Chancengleichheit leidet, weil einige sich teures Enhancement leisten können, andere aber nicht? Nun, Chancengleichheit gebe es angesichts der sozialen und Bildungsunterschiede ohnehin nicht. Da kommt es offenbar auf die Intelligenzpillen auch nicht mehr an. Auch wäre eine großzügige Subventionierung denkbar, heißt es im Memorandum, die allen den Zugang zu den Enhancement-Pillen ermöglicht: „Warum, so mag man fragen, gebietet die Gerechtigkeit nicht umgekehrt eine weite und großzügig subventionierte Verbreitung von Neuro-Enhancement-Produkten gerade unter Angehörigen der benachteiligten Schichten?" Ähnlich argumentieren britische Forscher, wenn sie erklären, die Denkpillen könnten den nachteiligen Effekt ausgleichen, den Armut auf die Hirnleistung hat (Mohamed und Sahakian 2012).

Mediziner sollten das Neuro-Enhancement begleiten, heißt es im Memorandum weiter. Auch wenn das mit der Heilung von Kranken nichts zu tun hat, sei dies unbedenklich. Denn dasselbe gelte auch für Schwangerschaftsverhütung oder kosmetische Operationen. Um Risiken zu minimieren, sollten die Präparate „zumindest einige Jahre lang" verschreibungspflichtig sein, Ärzte wären verpflichtet, etwa doch auftretende Nebenwirkungen zu melden. Auch solle man beobachten, so die Autoren des Memorandums, ob eine weitere Verbreitung des Neuro-Enhancements „den gesellschaftlichen Konkurrenzkampf weiter verschärft". Zu den soziokulturellen Folgen des Neuro-Enhancements schlagen sie öffentlich geförderte Studien vor.

Mit solch kleinen Einschränkungen aber erklärt das Autorenteam: „Wir vertreten die Ansicht, dass es keine überzeugenden grundsätzlichen Einwände gegen eine pharmazeutische Verbesserung des Gehirns oder der Psyche gibt." Ähnlich argumentiert Wolfgang van den Daele, wenn er erklärt, es gebe keine hinreichenden Gründe dagegen, dass Menschen vom Neuro-Enhancement „nach eigener Entscheidung und auf eigene Rechnung, also gewissermaßen in Konsumentenhaltung, Gebrauch machen können" (van den Daele 2009). Geradezu euphorisch äußerte sich eine Gruppe britischer und US-amerikanischer Forscher im Wissenschaftsmagazin „Nature": „Wir sollten neue Methoden willkommen heißen, die unsere Hirnfunktionen verbessern", heißt es da, und „jeder geistig kompetente Erwachsene sollte seine Denkfähigkeit mit Medikamenten verbessern dürfen" (Greely et al. 2008).

Im Hinblick auf mögliche Probleme appellieren die deutschen Memorandum-Autoren vor allem an die Verantwortung des Einzelnen. Dieser sollte sich über seine Motive im Klaren werden, wenn er über die Einnahme solcher Mittel nachdenke: „Geht es ausschließlich um persönliche Vorteile – und bestehen diese vor allem darin, Konkurrenten auszustechen?" Ein Appell zur Besonnenheit, der angesichts des oft gnadenlosen Konkurrenzkampfes in der Arbeitswelt schon fast naiv erscheint. Staatliche Verbote und Einschränkungen des Neuro-Enhancements lehnen die Autoren des Memorandums dagegen ab. Unerwünschte soziale Folgen solle man „beobachten" – ohne dass die Autorinnen und Autoren erläutern, wie denn die Entwicklung wieder rückgängig gemacht werden könnte, sollte sich bestätigen, dass Ungleichheit und Konkurrenzdruck mit dem Neuro-Enhancement unerträglich zunehmen.

Gut gemeinte Lösungsvorschläge wie die Subventionierung des Hirndopings für alle erfreuen gewiss die Pharmaindustrie. Doch sonderlich realistisch ist die Vision eines Neuro-Enhancements auf Krankenschein wohl kaum. Schon gar nicht in Ländern, in denen es nicht einmal eine grundlegende Gesundheitsversorgung der Bevölkerung gibt. Durch ein nach den Regeln des Marktes zugängliches Neuro-Enhancement würde somit nicht nur die Ungleichheit innerhalb einer Gesellschaft, sondern auch die Kluft zwischen armen und reichen Ländern weiter anwachsen.

Im Memorandum geht es offenbar weniger darum, über sinnvolle Regularien nachzudenken, als um die Beförderung eines biomedizinischen Neoliberalismus. „Das oberste Credo des Neoliberalismus lautet, dass optimale Ergebnisse immer dann erzielt werden, wenn sich Angebot und Nachfrage auf dem Markt für Waren und Dienstleistungen durch den Mechanismus der Preisbildung selbst regulieren, ohne staatliche oder sonstige Eingriffe", definiert der britische Soziologe Colin Crouch (Crouch 2011). Bezogen auf das Neuro-Enhancement (und manch andere Entwicklung in der Biomedizin), würde das heißen, die künftige Entwicklung dem freien Spiel der Marktkräfte zu überlassen, mit dem Wissenschaftsbetrieb und der Pharmaindustrie als „Big Player", und einem Staat, der sich weitgehend heraushält oder allenfalls begleitende Studien finanziert.

Noch zugespitzter formuliert es der Philosoph Stefan Lorenz Sorgner, Direktor des „Beyond Humanism Network". Nach seiner Auffassung geht ganz ohne Frage „mit verbesserten Fähigkeiten auch ein glücklicheres Leben einher". Das Recht, sich selbst und möglichweise die ganze menschliche Gattung zu verändern bis hin zur „Überwindung des menschlichen Körpers", ist für ihn „ein Menschenrecht". Seiner Meinung nach könne „jeder für sich entscheiden, ob er eine Modifikation will oder nicht. Umso stärker müssen wir darauf achten, dass diese wunderbare Errungenschaft unserer Freiheit nicht verloren geht durch neue totalitäre Bevormundungs- und Überwachungsmechanismen." (Innerhofer 2013) Von den Rechten derjenigen, die solche Veränderungen für sich selbst ablehnen, deren gesellschaftliches Umfeld aber durch den unbeschränkten Einsatz des Neuro-Enhancements geprägt werden könnte, ist dagegen nicht die Rede.

In der Auseinandersetzung mit dem Ideal einer fast grenzenlos liberalen „Autonomie" des Einzelnen, wie im Memorandum „Das optimierte Gehirn" vertreten wird, bemerkt der Theologe Ulrich Eibach: „Man fragt aber gar nicht erst, ob die Wünsche und die Bedürfnisse nach Gebrauch solcher Mittel nicht erst durch das auf ökonomischen Gewinn ausgerichtete Angebot der Mittel erzeugt wurden (vor allem durch die pharmazeutische Industrie), warum wir den Menschen solche Mittel überhaupt anbieten sollen oder gar müssen und was die Ziele solcher Angebote sind." Anhänger eines solchen liberalen Standpunkts verträten hauptsächlich die Ansicht, dass das Individuum selbst entscheiden müsse, ob und warum es vom Neuro-Enhancement Gebrauch mache. „Bei dieser nur an den Interessen des Individuums orientierten Betrachtungsweise gerät leicht aus dem Blick, dass der Gebrauch solcher Mittel übergreifende gesellschaftliche Auswirkungen hat und dass ihr Gebrauch sehr schnell als ‚normal oder gar als das ‚Natürliche' betrachtet werden wird, und dass sich die Grenzen des Erlaubten immer mehr in Richtung einer biochemischen und vielleicht auch technischen Steuerung unserer seelisch-geistigen Fähigkeiten verschieben." (Eibach 2011)

Neuro-Enhancement auf dem Markt

Zu diskutieren bleibt also, ob die weitere Entwicklung tatsächlich dem freien Spiel der Marktkräfte überlassen werden soll – wie einige Wissenschaftler es offenbar ganz selbstverständlich finden. So formuliert Mark Gasson, der für eine umfassende Verbesserung des Menschen mittels implantierter Technik eintritt: Wenn es erst eine Technik der tiefen Hirnstimulation gibt, die das Gedächtnis oder die Kreativität verbessert, werde sich ganz sicher auch ein Markt dafür auftun (Gasson 2012). Für andere ist diese Tendenz ein Grund, Regulierungen einzufordern: Die Kommerzialisierung der Neurotechnologien sei ein wachsendes Feld; wird dieser Bereich nicht reguliert, werde er seine eigenen Standards schaffen, warnte eine Gruppe schottischer Wissenschaftler (O'Connell, G. 2011).

Der Philosoph Thomas Metzinger stellte bereits vor Jahren fest, dass die Erschließung des Neuro-Enhancement-Marktes begonnen hat: „Schon jetzt zielt die Pharmaindustrie bei der Entwicklung neuer, legaler Medikamente wie etwa dem Wachmacher Modafinil indirekt auf jene Zeitgenossen ab, die sich solche Stoffe vom Arzt verschreiben lassen, obwohl sie sie aus medizinischen Gründen eigentlich gar nicht brauchen. Der für die Pharmaindustrie wirklich interessante Markt besteht nämlich aus Leuten, die sich nicht trauen, illegale psychoaktive Substanzen zu nehmen, kein echtes medizinisches Problem haben, jedoch ihr Wohlbefinden oder ihre Intelligenz durch solche neuen Drogen erhöhen möchten. In Amerika stehen Ärzte schon jetzt unter dem Druck, dass sie Kunden verlieren, wenn sie solchen Verschreibungswünschen Widerstand leisten. Genau darauf setzen die Konzerne." (Metzinger 2005)

Gegenüber einer rein marktorientierten Weiterentwicklung der Neurowissenschaften, die dem Einzelnen im Wesentlichen nur die Freiheit lässt, Dienstleistungen wie das Neuro-Enhancement zu kaufen oder nicht, ist ein demokratischer Diskurs zu diesem Thema erst noch zu entwickeln. Er müsste von dem Anspruch ausgehen, dass öffentlich finanzierte Forschung zunächst und vor allem öffentlichen Interessen dienen sollte. Es wäre dann zu diskutieren, ob es wirklich im mehrheitlichen Interesse der Gesellschaft ist, mit großem Aufwand Verfahren zu entwickeln, die unter erheblichen Risiken für den Einzelnen möglicherweise das Denkvermögen oder andere Fähigkeiten steigern, mit hoher Wahrscheinlichkeit aber auch die gesellschaftliche und ökonomische Ungleichheit und den Konkurrenzdruck fördern.

Ob die Leistungsgesellschaft zur Enhancement-Gesellschaft werden soll, kann nicht mit den Mitteln der Neurowissenschaften entschieden werden. Über diese Fragen ist eine öffentliche Auseinandersetzung auch jenseits von Fachkonferenzen und Ethikkommissionen notwendig. „Während technisch immer mehr als machbar gilt, gerät die Gestaltbarkeit der gesellschaftlichen Verhältnisse zunehmend aus dem Blick", formuliert dazu die Politologin Petra Schaper-Rinkel. Sie verweist darauf, dass Neuro-Enhancement-Technologien zugleich Folge als auch Motor seien in einem Prozess, dessen zentraler Bezugspunkt die Wettbewerbsfähigkeit der Industriestaaten ist. Ob dieser Prozess unreguliert voranschreiten solle, sei eine politische Entscheidung. Eine „entschleunigende politische Gestaltung von Innovationspfaden" könnte dazu Alternativen aufzeigen (Schaper-Rinkel 2009).

Ein Dialog zwischen Wissenschaft und Öffentlichkeit, vielfach propagiert, selten wirklich geführt, hat hier ein Thema, bei dem nicht „alles schon gelaufen" ist, wo also demokratische Entscheidungsprozesse über künftige Entwicklungen noch möglich erscheinen.

Literatur

Andersen, M. L., Kessler, E., Murnane, K. S., McClung, J. C., Tufik, S., Howell, L. L. (2010): Dopamine transporter-related effects of modafinil in rhesus monkeys. Psychopharmacology 210, 439-448

Apfel, P. (2012): Hirndoping mit Ritalin. FOCUS-online 31.05.2012, http://www.focus.de/gesundheit/ratgeber/psychologie/krankheiten-stoerungen/adhs/tid-25981/leistungssteigerung-hirndoping-mit-rita-lin_aid_673195.html; 13.10.2013

Apud, J. A., Mattay, V., Chen, J., Kolachana, B. S., Callicott, J. H., Rasetti, R., Alce, G., Iudicello, J. E., Akbar, N., Egan, M. F., Goldberg, T. E., Weinberger, D. R. (2007): Tolcapone improves cognition and cortical information processing in normal human subjects. Neuropsychopharmacology 32, 1011–1020

Ariely, D., Berns, G. S. (2010): Neuromarketing: the hope and hype of neuroimaging in business. Nature Reviews Neuroscience 11, 284–292

Azevedo, F. A., Carvalho, L. R., Grinberg, L. T., Farfel, J. M., Ferretti, R. E., Leite, R. E., Jacob Filho, W., Lent, R., Herculano-Houzel, S. (2009): Equal numbers of neuronal and nonneuronal cells make the human brain an isometrically scaled-up primate brain. Journal of Comparative Neurology 513, 532–541

Bahnsen, U. (2007): Bauteile für die Seele. Zeit online 16.08.2007, http://www.zeit.de/2007/34/M-Seele-Hirnelektrode; 01.11.2013

Barker, A. T., Janlinous, R., Freeston, I. L. (1985): Non-invasive magnetic stimulation of human motor cortex. Lancet 325, 1106-1107

Bartens, W. (2011): Die Krankheitserfinder. Süddeutsche Zeitung, 16.07.2011

Berger, T. W., Hampson, R. E., Song, D., Goonawardena, A., Marmarelis, V. Z., Deadwyler, S. A. (2011): A cortical neural prosthesis for restoring and enhancing memory. Journal of Neural Engineering 8, doi:10.1088/1741-2560/8/4/046017

Berkemeyer, N., Bos, W., Manitius, V., Hermstein, B., Khalatbari, J. (2013): Chancenspiegel 2013. Verlag Bertelsmann Stiftung, Gütersloh

Berndt, C. (2011): Wer arm ist, dem nützen gute Gene wenig. Süddeutsche Zeitung, 12.01.2011

Bewernick, B. H., Kayser, S., Sturm, V., Schlaepfer, T. E. (2012): Long-term effects of nucleus accumbens deep brain stimulation in treatment-resistant depression: evidence for sustained efficacy. Neuropsychopharmacology 37, 1975–1985

Birks J. (2006): Cholinesterase inhibitors for Alzheimer's disease. Cochrane Database of Systematic Reviews, Issue 1. Art. No.: CD005593. DOI: 10.1002/14651858.CD005593

Birks, J., Flicker, L. (2006): Donepezil for mild cognitive impairment. Cochrane Database of Systematic Reviews, Issue 3. Art. No.: CD006104. DOI: 10.1002/14651858.CD006104

Birks, J., Grimley Evans, J. (2009): Ginkgo biloba for cognitive impairment and dementia. Cochrane Database of Systematic Reviews 2009, Nr. 1. Art. Nr.: CD003120

Bissiere, S., Zelikowsky, M., Ponnusamy, R., Jacobs, N.S., Blair, H.T., Fanselow, M.S. (2011): Electrical synapses control hippocampal contributions to fear learning and memory. Science 331, 87–91

Blawat, K. (2012): Der Mann mit anderen Eigenschaften. Süddeutsche Zeitung, 09.06.2012, S.24

Bundesinstitut für Risikobewertung (2009): http://www.bfr.bund.de/cm/343/fuer_die_anreicherung_von_lebensmitteln_mit_omega_3_fettsaeuren_empfiehlt_das_bfr_die_festsetzung_von_hoechstmengen.pdf; 13.10.2013

Burguière, E., Monteiro, P., Feng, G., Graybiel, A.M. (2013): Optogenetic stimulation of lateral orbitofronto-striatal pathway supreses compulsive behaviours. Science 340, 1243–1246

Cahill, L., Prins, B., Weber, M., McGaugh, J.L. (1994): Betaadrenergic activation and memory for emotional events. Nature 371, 702–704

Cappelletti, M., Gessaroli, E., Hithersay, R., Mitolo, M., Didino, D., Kanai, R., Cohen Kadosh, R., Walsh, V. (2013): Transfer of cognitive training across magnitude dimensions achieved with concurrent brain stimulation of the parietal lobe. The Journal of Neuroscience 33, 14899–14907

Carter, R. (2012): Gehirn und Geist. Spektrum Verlag, Heidelberg

Cattaneo, Z., Pisoni, A., Papagno, C. (2011): Transcranial direct current stimulation over Broca's region improves phonemic and semantic fluency in healthy individuals. Neuroscience 183, 64–70

Cattell, R.B. (1963): Theory of fluid and crystallized intelligence: A critical experiment. Journal of Educational Psychology 54(1), 1–22

Charisius, H. (2013): Von Hirn zu Hirn. Zeit online 07.03.2013, http://www.zeit.de/2013/11/Brain-to-Brain-Interfaces; 13.10.2013

Chatterjee, A. (2004): Cosmetic neurology. The controversy over enhancing movement, mentation, and mood. Neurology 63, 968–974

Chaudhury, D., Walsh, J.J., Friedman, A.K., Juarez, B., Ku, S.M., Koo, J.W., Ferguson, D., Tsai, H.C., Pomeranz, L., Christoffel, D.J., Nectow, A.R., Ekstrand, M., Domingos, A., Mazei-Robison, M.S., Mouzon,

E., Lobo, M. K., Neve, R. L., Friedman, J. M., Russo, S. J., Deisseroth, K., Nestler, E. J., Han, M. H. (2013): Rapid regulation of depression-related behaviours by control of midbrain dopamine neurons. Nature 493, 532–536

Chi, R. P., Snyder, A. W. (2011): Facilitate insight by non-invasive brain stimulation. PLoS one 6(2) e16655, doi 10.1371/journal.pone.0016655

Clark, V. P., Coffman, B. A., Mayer, A. R., Weisend, M. P., Lane, T. D. R., Calhoun, V. D., Raybourn E. M., Garcia, C. M., Wassermann, E. M. (2012): TDCS guided using fMRI significantly accelerates learning to identify concealed objects. Neuroimage 59, 117–128

Clyne, J. D., Miesenböck, G. (2008): Sex-specific control and tuning of the pattern generator for courtship song in drosophila. Cell 133, 354–363

Clynes, M. E. S., Kline, N. S. (1960): Cyborgs and space. Astronautics September 1960, 26–76

Coghlan, A. (2012): Best evidence yet that a single gene can affect IQ. New Scientist, http://www.newscientist.com/article/dn21705-best-evidence-yet-that-a-single-gene-can-affect-iq.html#.UnQReRD-t0o; 01.11.2013

Cohen Kadosh, R. C. (2013): Using transcranial electrical stimulation to enhance cognitive functions in the typical and atypical brain. Translational Neuroscience 4, 20–33

Couturier, J. L. (2005): Efficacy of rapid-rate repetitive transcranial magnetic stimulation in the treatment of depression: a systematic review and meta-analysis. Journal of Psychiatry and Neuroscience 30, 83–90

Crouch, C. (2011): Das befremdliche Überleben des Neoliberalismus. Suhrkamp Verlag, Berlin

da Cruz, L., Coley, B. F., Dorn, J., Merlini, F., Filley, E., Christopher, P., Chen, F. K., Wuyyuru, V., Sahel, J., Stanga, P., Humayun, M., Greenberg, R. J., Dagnelie, G. (2013): The Argus II epiretinal prosthesis system allows letter and word reading and long-term function in patients with profound vision loss. British Journals of Ophthalmology, doi:10.1136/bjophthalmol-2012-301525

Dahl, E. (2011): Mother's little Helper. Dürfen wir unser Glück in einer Pille suchen? In: Vogelsang, F., Hoppe, C, (Hrsg.) (2011): Sollen wir den Menschen verbessern? Evangelische Akademie im Rheinland, Bonn. Begegnungen 27, 105–110

DAK (2009a): DAK-Gesundheitsreport 2009, Schwerpunktthema Doping am Arbeitsplatz – Leistungssteigerung durch Psycho- und Neuropharmaka. 2/2009

DAK (2009b): Der Job-Infarkt. Psychische Belastungen und Doping am Arbeitsplatz. http://www.presse.dak.de/ps.nsf/sblArchiv/75174130929 CDC44C12575680057F0AF?open; 13.10.2013

Daniele, A., Spinelli, P., Piccininni, C. (2012): Cognitive and behavioural changes after deep brain stimulation of the subthalamic nucleus in Parkinson's disease. In: Signorelli, F. (Hrsg.) (2012): Explicative Cases of Controversial Issues In Neurosurgery, InTech, http://cdn.intechopen.com/pdfs/37136/InTech-Cognitive_and_behavioural_changes_after_deep_brain_stimulation_of_the_subthalamic_nucleus_in_parkinson_s_disease.pdf; 13.10.2013

Dany, H.-C. (2003): Glücksboten am Golf. die tageszeitung, 12.03.2003

DARPA (2013a): http://www.darpa.mil/NewsEvents/Releases/2013/04/02.aspx; 13.10.2013

DARPA (2013b): http://www.darpa.mil/Our_Work/DSO/Programs/Enabling_Stress_Resistance.aspx; 13.10.2013

DARPA (2013c): http://www.darpa.mil/Our_Work/MTO/Programs/Reliable_Neural-Interface_Technology_%28RE-NET%29.aspx; 13.10.2013

Davis. J. (2009): Peoria's first cochlear implant surgery has grandfather rediscovering life. Journal Star, 29.10.2009, http://www.pjstar.com/features/x876590686/Peoria-s-first-cochlear-implant-surgery-has-grandfather-rediscovering-life; 13.10.2013

Day, M. (2004): 'Mind Viagra' will restore memory of the middle-aged. The Telegraph 11.03.2004, http://www.telegraph.co.uk/health/healthnews/3305715/Mind-Viagra-will-restore-memory-of-the-middle-aged.html; 13.10.2013

de Vries, M. H., Ulte, C., Zwitserlood, P., Szymanski, B., Knecht, S. (2010a): Increasing dopamine levels in the brain improves feedback-based procedural learning in healthy participants: An artificial-grammar-learning experiment. Neuropsychologia 48, 3193–3197

de Vries, M. H., Barth, A.C., Maiworm, S., Knecht, S., Flöel, A. (2010b): Electrical stimulation of Broca's area enhances implicit learning of an artificial grammar. Journal of Cognitive Neuroscience 22, 2427–2436

Deary, I.J., Penke, L., Johnson, W. (2010): The neuroscience of human intelligence differences. Nature Reviews Neuroscience 11, 201–211

Decker, M., Fleischer, T. (2008): Contacting the brain – aspects of a technology assessment of neural implants. Biotechnology Journal 2008/3, 1502–1510

Deisseroth, K. (2012): Optogenetics and psychiatry: applications, challenges and opportunities. Biological Psychiatry 71, 1030–1032

Deisseroth, K. (2011): Optogenetics. Nature Methods 8, 26–29

Deklaration von Helsinki (2008): www.wma.net/en/30publications/10policies/b3/17c.pdf; 13.10.2013

Deutsche Cochlear Implant Gesellschaft (2013): http://www.schnecke-on-line.de/informieren/behandlung-und-reha/auditorisches-hirnstamm-implantat-abi.html; 13.10.2013

Deutsche Gesellschaft für Chirurgie (2009): „Gehirn-Doping" unter Chirurgen? DGCH fordert kritischen Umgang mit „Wachmacher-Pillen". Pressemitteilung 03.12.2009

Deutsche Gesellschaft für Neurologie (2011): Sanfte Hirnstimulation gegen schwere Erkrankungen des Gehirns. Pressemitteilung 30.09.2011

Deutsche Hauptstelle für Suchtfragen (2012): Cannabis Basisinformationen, http://www.dhs.de/fileadmin/user_upload/pdf/Broschueren/CannabisEinzelseiten_2012.pdf; 13.10.2013

Deutsche Hauptstelle für Suchtfragen (2009): Faltblatt Amphetamine, http://www.dhs.de/fileadmin/user_upload/pdf/Broschueren/Faltblatt_Amphetamine_2009.pdf; 13.10.2013

Deutsche Hauptstelle für Suchtfragen (2013): http://www.dhs.de/suchtstoffe-verhalten/illegale-drogen/kokain.html; 13.10.2013

Deutscher Ethikrat (2009): Der steuerbare Mensch? Über Einblicke und Eingriffe in unser Gehirn. Jahrestagung des Deutschen Ethikrates 2009, www.ethikrat.org/dateien/pdf/der-steuerbare-mensch.pdf; 13.10.2013

Di Trocchio, F. (1995): Der große Schwindel, Campus Verlag, Frankfurt a. M., New York

Diederich, K., Schäbitz, W.-R., Kuhnert, K., Hellström, N. Sachser, N., Schneider, A., Kuhn, H.-G., Knecht, S. (2009): Synergetic effects of granulocyte-colony stimulating factor and cognitive training on spatial learning and survival of newborn hippocampal neurons. PloS ONE, 4, e53303, doi:10.1371/journal.pone.0005303

Dietz, P., Striegel, H., Franke, A. G., Lieb, K., Simon, P., Ulrich, R. (2013): Randomized response estimates for the 12-month prevalence of cognitive-enhancing drug use in university students. Pharmacotherapy 33, 44–50

Dönges, J. (2010): Gedanken ohne Rhythmus. Spektrum.de 08.09.2010, http://www.spektrum.de/alias/hirnforschung/gedanken-ohne-rhythmus/1045345; 13.10.2013

Doud, A. J., Lucas, J. P., Pisansky, M. T., He, B. (2011): Continuous three-dimensional control of a virtual helicopter using a motor imagery based brain-computer interface. PLoS ONE 6(10): e26322. doi:10.1371/journal.pone.0026322

EFSA (2011): Scientific opinion on the substantiation of a health claim related to L-tyrosine and contribution to normal synthesis of dopamine pursuant to article 13(5) of regulation (EC) No 1924/2006. EFSA Journal 2011;9(7):2290 doi:10.2903/j.efsa.2011.2290

Eibach, U. (2011): Neuroenhancement und Menschenbild. In: Vogelsang, F., Hoppe, C. (Hrsg. (2011): Sollen wir den Menschen verbessern? Evangelische Akademie im Rheinland, Bonn. Begegnungen 27, 111–128

Elmenhorst, D., Meyer, P. T., Matusch, A., Winz, O. H., Bauer, A. (2012): Caffeine occupancy of human cerebral A1 adenosine receptors: in vivo quantification with 18F-CPFPX and PET. Journal of Nuclear Medicine 53, 1723–1729

Erickson, K. I., Voss, M. W., Prakash, R. S., Basak, C., Szabo, A., Chaddock, L., Kim, J. S., Heo, S., Alves, H., White, S. M., Wojcicki, T. R., Mailey, E., Vieira V. J., Martin, S. A., Pence, B. D., Woods, J. A., McAuley, E., Kramer, A. F. (2011): Exercise training increases size of hippocampus and improves memory. Proccedings of the National Academy of Sciences 108, 3017–3022

Fang, J., Zhou, M., Yang, M., Zhu, C., He, L. (2013): Repetitive transcranial magnetic stimulation for the treatment of amyotrophic lateral sclerosis or motor neuron disease. Cochrane Database of Systematic Reviews 2013, Issue 5. Art. No.: CD008554. DOI: 10.1002/14651858. CD008554.pub3

Faria, M. A. (2013): Violence, mental illness, and the brain – a brief history of psychosurgery: Part 1 – From trephination to lobotomy. Surgical Neurology International 4, 49

Farwell, L. A. (2012): Brain fingerprinting: a comprehensive tutorial. Review of detection of concealed information with event-related brain potentials. Cognitive Neurodynamics 6, 115–154

FDA (2010): http://www.accessdata.fda.gov/drugsatfda_docs/label/2010/020717s030s034s036lbl.pdf; 13.10.2013

Fins, J. J., Mayberg, H. S., Nuttin, B., Kubu, C. S., Galert, T., Sturm, V., Stoppenbrink, K., Merkel, R., Schläpfer, T. E. (2011): Misuse of the FDA's humanitarian device exemption in deep brain stimulation for obsessive-compusive disorder. Health Affairs, 30(2), 302–311

Flicker, L., Grimley Evans, J. (2008): Piracetam for dementia or cognitive impairment. Cochrane Database of Systematic Reviews DOI: 10.1002/14651858.CD001011

Flynn, K. (2010): Transcranial magnetic stimulation (TMS) for depression Boston: VA Technology Assessment Program (VATAP)

Franke, A. G., Bonertz, C., Christmann, M., Huss, M., Fellgiebel, A., Hildt, E., Lieb, K. (2011): Nonmedical use of prescription drugs for cognitive enhancement in pupils and students in Germany. Pharmacopsychiatry 44, 60–66

Franke, A. G., Lieb, K. (2010): Pharmakologisches Neuroenhancement und „Hirndoping". Bundesgesundheitsblatt 53, 853–860

Frankfurter Allgemeine Zeitung (2008): Gehirn-Doping ist unter Akademikern offenbar weit verbreitet. 10.04.2008

Galert, T., Bublitz, C., Heuser, I., Merkel, R., Repantis, D., Schöne-Seifert, B., Talbot, D. (2009): Das optimierte Gehirn. Gehirn und Geist, Nr 11/2009, 40–48

Galton, F. (1865): Hereditary talent and character. Macmillan's Magazine, 12, 157–166

Gasson, M. N. (2012): Human ICT implants: from restorative application to human enhancement. In: Gasson, N. N., Kosta, E., Bowman, D. M. (Hrsg.) (2012): Human ICT implants: Technical, legal and ethical considerations. T.M.C. Asser Press, Den Haag, 11–28

Gemeinsamer Bundesausschuss (2010): http://www.g-ba.de/downloads/40-268-1348/2010-09-16_AM-RL3_Stimulantien_ZD.pdf; 13.10.2013

George, M. S., Lisanby, S. H., Avery, D., McDonald, W. M., Durkalski, V., Pavlicova, M., Anderson, B., Nahas, Z., Bulow, P., Zarkowski, P., Holtzheimer, P. D., Schwartz, T., Sackeim, H. A. (2010): Daily left prefrontal transcranial magnetic stimulation therapy for major depressive disorder. Archives of General Psychiatry, 67(5), 507–516

Gerits, A., Farivar, R., Rosen, B. R., Wald, L. L., Boyden, E. S., Vanduffel, W. (2012): Optogentically induced behavioral and functional network changes in primates. Current Biology 22, 1722–1726

Giakoumaki, S. G., Roussos, P., Bitsios, P. (2008): Improvement of prepulse inhibition and executive function by the COMT inhibitor tolcapone depends on COMT Val158Met polymorphism. Neuropsychopharmacology 33, 3058–3068

Giftzentrale Universität Bonn: http://www.gizbonn.de/index.php?id=754; 13.10.2013

Gould, S. J. (1994): Curveball. The New Yorker, November 28, 1994, http://www.dartmouth.edu/~chance/course/topics/curveball.html; 13.10.2013

Gould, S. J. (1983): Der falsch vermessene Mensch. Birkhäuser Verlag, Basel, Boston, Stuttgart

Graham-Rowe, D. (2003): World's first brain prosthesis revealed. New Scientist 12.03.2003, http://www.newscientist.com/article/dn3488-worlds-first-brain-prosthesis-revealed.html?full=true&print=true#.UgpfIm3-F0o; 13.10.2013

Greely, H., Sahakian, B., Harris, J., Kessler, J. H., Gazzaniga, M., Campbell, P., Farah, M. J. (2008): Towards responible use of cognitve enhancement drugs by the healthy. Nature 456, 702–705

Grolle, J., Shafy, S. (2012): Nachhilfe statt Pillen. Der Spiegel 31, 30.07.2012, 94–97

Grüter, T. (2011): Klüger als wir? Spektrum Akademischer Verlag Heidelberg

Guse, B., Falkai, P., Wobrock, T. (2010): Cognitive effects of high-frequency repetitive transcranial magnetic stimulation: a systematic review. Journal of Neural Transmission 117, 105–122

Haier, R. J., Schroeder, D. H., Tang, C., Head, K., Colom, R. (2010): Gray matter correlates of cognitive ability tests used for vocational guidance. BMC Research Notes 3, 206, doi:10.1186/1756-0500-3-206

Haller, M., Niggeschmidt, M. (Hrsg.) (2012): Der Mythos vom Niedergang der Intelligenz. Springer VS, Wiesbaden

Halpern, C. H., Rick, J. H., Danish, S. F., Grossman, M., Baltuch, G. H. (2009): Cognition following deep brain stimulation surgery of the subthalamic nucleus for Parkinson's disease. International Journal of Geriatric Psychiatry 24, 443–451

Hamilton, R., Messing, S., Chatterjee, A. (2011): Rethinking the thinking cap: Ethis of neural enhancement using noninvasive brain stimulation. Neurology 76, 187–103

Hampson, R. E., Gerhardt, G. A., Marmarelis, V., Song, D., Oprism, I., Santos, L., Berger, T. W., Deadwyler, S. A. (2012): Facilitation and restoration of cognitive function in primate prefrontal cortex by a neuroprosthesis that utilizes minicolumn-specific neural firing. Journal of Neural Engineering 9, doi:10.1088/1741-2560/9/5/056012

Han, X., Chen, M., Wang, F., Windrem, M., Wang, S., Shanz, S., Xu, Q., Oberheim, N. A., Bekar, L., Betstadt, S., Silva, A. J., Takano, T., Goldman, S. A., Nedergaard, M. (2013): Forebrain engraftment by human glial progenitor cells enhances synaptic plasticity and learning in adult mice. Cell Stem Cell 12, 342–353

Hao, Z., Wang, D., Zeng, Y., Liu, M. (2013): Repetitive transcranial magnetic stimulation for improving function after stroke. Cochrane Database of Systematic Reviews 2013, Issue 5. Art. No.: CD008862. DOI: 10.1002/14651858.CD008862.pub2

Häusser, M., Smith, S. L. (2007): Controlling neural circuits with light. Nature 446, 617–618

Haynes, J.-D. (2007): Wissenschaftliches „Gedankenlesen" mit Hilfe von Gehirnbildern? Tätigkeitsbericht Max-Planck-Gesellschaft 2007, http://www.cbs.mpg.de/press/news/12/haynes.pdf; 13.10.2013

Haynes, J.-D., Sakai, K., Rees, G., Gilbert, S., Frith, Passingham, C. R. E. (2007): Reading hidden intentions in the human brain. Current Biology 17, 323–332

Hegemann, P., Sigrist, S. (Hrsg.) (2013): Optogenetics. De Gruyter, Berlin

Herrnstein, R. J., Murray, C. (1994): The bell curve. Intelligence and class structure in american life. Free Press Paperbacks, New York

172

Heuser, I. (2009): Psychopharmaka zur Leistungsverbesserung. In: Ethikrat (Hrsg.) (2009): Der steuerbare Mensch? Über Einblicke und Eingriffe in unser Gehirn. Jahrestagung des Deutschen Ethikrates 2009, 49–55

Hildt, E. (2012): Neuroethik. Ernst Reinhardt Verlag, München, Basel

Hoag, H. (2003): Remote control. Nature 423, 796–798

Hochberg, L. R., Serruya, M. D., Friehs, G. M., Mukand, J. A., Saleh, M., Caplan, A. H., Branner, A., Chen, D., Penn, R. D., Donoghue, J. P. (2006): Neuronal ensemble control of prosthetic devices by a human with tetraplegia. Nature 442, 164–171

Horikawa, T., Tamaki, M., Miyawaki, Y., Kamitani, Y. (2013): Neural decoding of visual imagery during sleep. Science 340, 639–642

Howell, L. (2013): Global Risks 2013, Eighth Edition. World Economic Forum, Genf

Hubert, M. (2011): Schneller, besser, effizienter. Zur Rolle der Medien für eine kompetente gesellschaftliche Diskussion des Neuroenhancements. In: Vogelsang, F., Hoppe, C., (Hrsg.) (2011): Sollen wir den Menschen verbessern? Evangelische Akademie im Rheinland, Bonn. Begegnungen 27, 89–103

Human enhancement and the future of work. Report from a joint workshop hosted by the Academy of Medical Sciences, the British Academy, the Royal Academy of Engineering and the Royal Society (2012): http://royalsociety.org/policy/projects/human-enhancement/workshop-report/; 13.10.2013

Husain, M., Mehta, M. A. (2011): Cognitive enhancement by drugs in health and disease. Trends in Cognitive Science 15, 28–36

Huxley, A. (1953): Schöne neue Welt. Fischer Bücherei, Frankfurt a. M. Innerhofer, J. E. (2013): Hirnschrittmacher für alle! Ein Gespräch mit dem Philosophen Stefan Lorenz Sorgner, der auf die großen Vorzüge eines digital getunten Körpers setzt. Die Zeit, 08.05.2013, S. 49

IQWiG (Institut für Qualität und Wirtschaftlichkeit im Gesundheitswesen) (2008): Ginkgohaltige Präparate bei Alzheimer Demenz, www.iqwig.de/download/A05-19B_Abschlussbericht_Ginkgohaltige_Praeparate_bei_Alzheimer_Demenz.pdf; 13.10.2013

Isacoff, E. Y., Kramer, R. H., Trauner, D. (2013): Challenges and opportunities for optochemical genetics. In: Hegemann, P., Sigrist, S. (Hrsg.) (2013): Optogenetics. De Gruyter, Berlin, 35–45

Iuculano, T., Cohen Kadosh, R. C. (2013): The mental cost of cognitive enhancement. The Journal of Neuroscience 33, 4482–4486

Jensen, A. (2013): Rushton's contributions to the study of mental ability. Personality and individual differences 55, 212–217

Jensen, A. (1969): How much can we boost IQ and scholastic achievement? Harvard Educational Review 39 (1), 1–123

Kandel, E. R. (2007): Auf der Suche nach dem Gedächtnis. Pantheon Verlag, München

Kandel, E. R. (2002): The molecular biology of memory storage: a dialog between genes and synapses (Nobel Lecture). Bioscience Reports, 21, 565–611

Kauppi, K., Nilsson, L.-G., Adolfsson, R., Eriksson, E., Nyberg, L. (2011): KIBRA Polymorphism is related to enhanced memory and elevated hippocampal processing. The Journal of Neuroscience 31, 14218–14222

Ker, K., Edwards, P. J., Felix, L. M., Blackhall, K., Roberts, I. (2010): Caffeine for the prevention of injuries and errors in shift workers. Cochrane Database of Systematic Reviews 2010, Issue 5. Art. No.: CD008508. DOI: 10.1002/14651858.CD008508

Killgore, W. D. S., Kahn-Greene, E. T., Grugle, N. L., Killgore, D. B., Balkin, T. J. (2009): Sustaining executive functions during sleep deprivation: a comparison of caffeine, dextroamphetamine, and modafinil. SLEEP 32(2), 205–216

Kim, D. (2012): Practical use and risk of modafinil, a novel waking drug. Environmental Health and Toxicology 27, http://dx.doi.org/10.5620/eht.2012.27.e2012007; 13.10.2013

Klinkhammer, G. (2011): Tiefe Hirnstimulation: Strenge Vorsichtsmaßnahmen. Deutsches Ärzteblatt 108, A-939

Knebel, L., Marquardt, P. (2012): Vom Versuch, die Ungleichwertigkeit von Menschen zu beweisen. In: Haller, M., Niggeschmidt, M. (Hrsg.) (2012): Der Mythos vom Niedergang der Intelligenz. Springer VS, Wiesbaden

Knecht, S., Breitenstein, C., Bushuven S., Wailke, S., Kamping, S., Flöel, A., Zwitserlood, P., Ringelstein, B. (2004): Levodopa: Fast and better word learning in normal humans. Annals of Neurology 56, 20–26

Knoch D., Pascual-Leone, A., Meyer, K., Treyer, V., Fehr, E. (2006): Diminishing reciprocal fairness by disrupting the right prefrontal cortex. Science 314, 829–832

Kraemer, F. (2011): Me, myself and my brain implant: Deep brain stimulation raises questions of personal authenticity and alienation. Neuroethics, DOI 10.1007/s12152-011-9115-7

Krause, B., Cohen Kadosh, R. (2013): Can transcranial electrical stimulation improve learning difficulties in atypical brain development? A future possibility for cognitive training. Developmental Cognitive Neuroscience, http://dx.doi.org/10.1016/j.dcn.2013.04.001

Kuhn, J., Gründler, T. O. J., Lenartz, D., Sturm, V., Klosterkötter, J., Huff, W. (2010): Tiefe Hirnstimulation bei psychiatrischen Erkrankungen. Deutsches Ärzteblatt 107, 105–113

Kuhn, J., Lenartz, D., Huff, W., Lee, S., Koulousakis, A., Klosterkoetter, J., Sturm, V. (2007): Remission of alcohol dependency following deep brain stimulation of the nucleus accumbens: valuable therapeutic implications? Journal of Neurosurgery and Psychiatry 78, 1152–1153

Kuo, M.-F., Nitsche, M. A. (2012): Effects of transcranial electrical stimulation on cognition. Clinical EEG and Neuroscience 43, 192–199

Kurzweil, R. (2002): Wir werden alle Cyborgs sein. http://www.siemens.com/innovation/de/publikationen/zeitschriften_pictures_of_the_future/npof_herbst_2002/roboter_beitraegen/gastkommentar_vision.htm; 13.10.2013

Langhammer, F. (2010): Musiker auf Beta-Blocker – Tabuisierung statt Thematisierung. Das Orchester 07–08/2010, Seite 24, http://www.dasorchester.de/de_DE/journal/showarticle,31088.html; 13.10.2013

Lawecki, G. (2008): Hirndoping wird der neue Trend! Der Tagesspiegel 31.08.2008

Lee, A. M., Kanter, B. R., Wang, D., Lim, J. P., Zou, M. E., Qiu, C., McMahon, T., Dadgar, J., Fischbach-Weiss, S. C., Messing, R. O. (2013): Prkcz null mice show normal learning and memory. Nature 493, 416–419

Lee, Y.-S., Silva, A. J. (2009): The molecular and cellular biology of enhanced cognition. Nature Reviews Neuroscience 10, 126–140

Lehrer, J. (2009): Small, furry and … smart. Nature 461, 842–846

Licklider, J. C. R. (1960): Man-computer symbiosis. IRE Transactions on human factors in electronics 4, 4–11

Lieb, K. (2010): Warum wir nicht alles schlucken sollten. Artemis & Winkler, Mannheim

Linden, D. J. (2011): Das Gehirn, ein Unfall der Natur. Und warum es dennoch funktioniert. Rowohlt Taschenbuch Verlag, Reinbeck

Lucas, M. S. (2012): Baby steps to superintelligence: Neuroprosthetics and children. Journal of Evolution and Technology 22, 132–145

Lynch, G., Palmer, L. C., Gall, C. M. (2011): The likelihood of cognitive enhancement. Pharmacology Biochemistry & Behavior 99, 116–129

Maher, B. (2008): Poll results: Look who's doping. Nature 452, 674–675

Mani, A., Mullainathan, S., Shafir, E., Zhao, J. (2013): Poverty impedes cognitive function. Science 341, 976–980

McCabe, D. P., Castel, A. D. (2008): Seeing is believing: The effect of brain images on judgments of scientific reasoning. Cognition 107, 343–352

McGee, E. M., Maguire Jr., G. Q. (2007): Becoming borg to become immortal. Cambridge Quarterly of Healthcare Ethics 16, 291–302

McKetin, R., Lubman, D. I., Baker, A. L, Dawe, S., Ali, R. L. (2013): Dose-related psychotic symptoms in chronic methamphetamine users: evidence from a prospective longitudinal study. JAMA Psychiatry 70, 319–324

Mei, Y., Zhang, F. (2012): Molecular tools and approaches for optogenetics. Biological Psychiatry 71, 1033–1038

Meijer, E. H., Ben-Shakhar, G., Verschuere, B., Donchin, E. (2013): A comment on Farwell (2012): brain fingerprinting: a comprehensive tutorial review of detection of concealed information with event-related brain potentials. Cognitive Neurodynamics 7, 155–158

Meinzer, M., Antonenko, D., Lindenberg, R., Hetzer, S., Ulm, L., Avirame, K., Flaisch, T., Flöel, A. (2012): Electrical brain stimulation improves cognitive performance by modulating functional connectivity and task-specific activation. The Journal of Neuroscience 32, 1859–1866

Meng, Z., Liuz, S., Zheng, Y., Phillips, J. S. (2011): Repetitive transcranial magnetic stimulation for tinnitus. CochraneDatabase of Systematic Reviews 2011, Issue 10. Art. No.: CD007946. DOI: 10.1002/14651858. CD007946.pub2

Merkel, R. (2009): Neuartige Eingriffe ins Gehirn – Verbesserung der mentalen condicio humana und strafrechtliche Grenzen. Zeitschrift für die gesamte Strafrechtswissenschaft 121, 919–953

Metzinger, T. (2005): Neuroethik. Unterwegs zu einem neuen Menschenbild. Gehirn und Geist 11/2005, 50–54

Middendorff, E., Poskowsky, J., Isserstedt, W. (2012): Formen der Stresskompensation und Leistungssteigerung bei Studierenden. HISBUS-Befragung zur Verbreitung und zu Mustern von Hirndoping und Medikamentenmissbrauch. HIS: Forum Hochschule 01/2012, Hannover

Miesenböck, G. (2013): Why optogenetic „control" is not (yet) control. In: Hegemann, P., Sigrist, S. (Hrsg.) (2013): Optogenetics. De Gruyter, Berlin, 55–60

Moffat, K., Zhang, F., Hahn, K., Möglich, A. (2013): The biophysics and engineering of signaling photoreceptors. In Hegemann, P., Sigrist, S. (Hrsg.) (2013): Optogenetics. De Gruyter, Berlin, 7–22

Mohamed, A. D., Sahakian, B. J. (2012): The ethics of elective psychopharmacology. International Journal of Neuropsychopharmacology 15, 559–571

Müller, U., Rowe, J. B., Rittmann, T., Lewis, C., Robbins T. W., Sahakian, B. J. (2013): Effects of modafinil on non-verbal cognition, task enjoyment and creative thinking in healthy volunteers. Neuropharmacology 64, 490–495

Nagel, G., Ollig, D., Fuhrmann, M., Kateriya, S., Musti, A. M., Bamberg, E., Hegemann, P. (2002): Channelrhodopsin-1: A light-gated proton channel in green algae. Science 296, 2395–2398

Nagel, S. K., Stephan, A. (2009): Was bedeutet Neuro-Enhancement? In: Schöne-Seifert, B., Talbot, D., Opolka, U., Ach, J. S. (2009): Neuro-

Enhancement. Ethik vor neuen Herausforderungen. Mentis, Paderborn, 19–47

Nelson, J. T. (2007): Enhancing warfighter cognitive abilities with transcranial magnetic stimulation: a feasibility analysis. Interim Report for March 2007 to June 2007. Air Force Research Laboratory, Human Effectiveness Directorate, Biosciences and Protection Division, Aircrew Performance and Protection Branch, Wright-Patterson AFB OH 45433

Nelson, J. T., McKinley, R. A., Golob, E. J., Warm, J. S. Parasuraman, R. (2013): Enhancing vigilance in operators with prefrontal cortex transcranial direct current stimulation (tDCS). NeuroImage, in press, http://www.sciencedirect.com/science/article/pii/S1053811913009385; 13.10.2013

Newman, J. L., Negus, S. S., Lozama, A., Prisinzano, T. E., Mello, N. K. (2010): Behavioral evaluation of modafinil and the abuse-related effects of cocaine in rhesus monkeys. Experimental and Clinical Psychopharmacology 18(5), 395–408

Nice (2007): http://www.nice.org.uk/nicemedia/live/11327/38391/38391. pdf; 13.10.2013

Normann, C., Boldt, J., Maio, G., Berer, M. (2010): Möglichkeiten und Grenzen des pharmakologischen Neuroenhancements. Der Nervenarzt 81, 66–74

Nuffield Council on Bioethics (2013): Novel neurotechnologies: intervening in the brain. http://www.nuffieldbioethics.org/sites/default/files/ Novel_neurotechnologies_report_PDF_web_0.pdf; 13.10.2013

O'Connell, G., De Wilde, J., Haley, J., Shuler, K., Schafer, B., Sandercock, P., Wardlaw, J. M. (2011): The brain, the science and the media. The legal, corporate, social and security implications of neuroimaging and the impact of media coverage. EMBO reports 12, 630–636

O'Connell, N. E., Wand, B. M., Marston, L., Spencer, S., DeSouza, L. H. (2011): Non-invasive brain stimulation techniques for chronic pain. Cochrane Database of Systematic Reviews 2010, Issue 9. Art. No.: CD008208. DOI: 10.1002/14651858.CD008208.pub2

Oldag, A. (2011): Banker im Drogenrausch. Süddeutsche Zeitung, 13.10.2011

Pais-Vieira, M., Lebedev, M., Kunicki, C., Wang, J., Nicolelis, M. A. L. (2013): A Brain-to-brain interface for real-time sharing of sensorimotor information. Scientific Reports 3, Article number:1319 doi:10.1038/ srep01319

Papassotiropoulos, A., Stephan, D. A., Huentelman, M. J., Hoerndli, F. J., Craig, D. W., Pearson, J. V., Huynh, K.-D., Brunner, F., Corneveaux, J., Osborne, D., Wollmer, M. A., Aerni, A., Coluccia, D., Hänggi, J., Mondadori, C. R. A., Buchmann, A., Reiman, E. M., Caselli, R. J., Henke, K., de Quervain, D. J.-F. (2006): Common Kibra alleles are associated with human memory performance. Science 314, 475–478

Partridge B. J., Bell S. K., Lucke J. C., Yeates S., Hall W. D. (2011): Smart drugs „as common as coffee": media hype about neuroenhancement. PLoS ONE 6(11):e28416. doi:10.1371/journal.pone.0028416

Pastalkova, E., Serrano, P., Pinkhasova, D., Wallace, E., Fenton, A. A., Sacktor, T. C. (2006): Storage of spatial information by the maintenance mechanism of LTP. Science 313, 1141–1144

Pereira, T. V., Horwitz, R. I., Ioannidis, J. P. A. (2012): Empirical evaluation of very large treatment effects of medical interventions. Journal of the American Medical Association 308, 1676–1684

Phillips, L., Litcofsky, K. A., Pelster, M., Gelfand, M., Ullman, M. T., Charles, P. D. (2012): Subthalamic nucleus deep brain stimulation impacts language in early Parkinson's disease. PLoS ONE 7(8): e42829. doi:10.1371/journal.pone.0042829

Pieken, G. (2011): Pharmazeutische Waffen – Amphetamine im Krieg. Damals, 17.02.2011, http://www.damals.de/de/8/Pharmazeutische-Waffen-%C3%A2%E2%82%AC%E2%80%9C-Amphetamine-im-Krieg.html?aid=190224 & cp=1 & action=showDetails; 13.10.2013

Podbregar, N. (2011): Ungeprüfte (Neben-)Wirkung: Risiken von Neuro-Enhancern. http://g-o.de/dossier-detail-545-7.html; 13.10.2013

Ponseti, J. (2012): Täterprofile im Hirnscan. Gehirn und Geist 5/2012, 14–18

Pryjda, W. (2013): Ray Kurzweil: Menschheit steht vor Unsterblichkeit. http://winfuture.de/news,76568.html; 13.10.2013

Quednow, B. B. (2010a): Neurophysiologie des Neuro-Enhancements: Möglichkeiten und Grenzen. Suchtmagazin 2/2010, 19–26

Quednow, B. B. (2010b): Ethics of neuroenhancement: a phantom debate. BioSocieties 5, 153–156

Raabe, K. (2011): Stimulieren ohne Nebenwirkungen. Technology Review August 2011, 10–11

Ramirez, S. Liu, X., Lin, P.-A., Suh, J., Pignatelli, M., Redono, R. L., Ryan, T. J., Tonegawa, S. (2013): Creating a false memory in the hippocampus. Science 341, 387–391

Reiner, P. B. (2013): Comment on „can transcranial electrical stimulation improve learning difficulties in atypical brain development? A future possibility for cognitive training" by Krause and Cohen Kadosh. Developmental Cognitive Neuroscience, http://dx.doi.org/10.1016/j.dcn.2013.05.002; 13.10.2013

Reinholz, J., Skopp, O., Breitenstein, C., Winterhoff, H. Knecht, S. (2009): Better than normal: improved formation of long-term spatial memory in healthy rats treated with levodopa. Experimental Brain Research 192, 745–749

Repantis, D., Schlattmann, P., Laisney, O., Heuser, I. (2010): Modafinil and methyphenidate for neuroenhancement in healthy individuals: a systematic review. Pharmacological Research 62, 187–206

Repantis, D., Schlattmann, P., Laisney, O., Heuser, I. (2009): Antidepressants for neuroenhancement in healthy individuals: a systematic review. Poiesis & Praxis 6, 139–174

Roche (2008): http://www.roche.com/de/media/media_releases/medcor-2008-11-25.htm; 13.10.2013

Rodriguez-Martin, J. L., Barbanoj, J. M., Schlaepfer, T. E., Clos, S. S. C., Pérez, V., Kulisevsky, J., Gironelli, A. (2009): Transcranial magnetic stimulation for treating depression. Cochrane Database of Systematic Reviews 2001, Issue 4. Art. No.: CD003493. DOI: 10.1002/14651858. CD003493

Rögener, W. (2011): Überfordert vom Kinderwunsch. Süddeutsche Zeitung, 23.08.2011

Rögener, W. (2010): Berufswahl nach Gehirnscan. Zeig mir Dein Gehirn, und ich sage Dir, wer du bist. Süddeutsche Zeitung 07.07.2010

Rögener, W. (2005): Doping fürs Gehirn. Süddeutsche Zeitung, 30.09.2005

Rögener, W. (2003): Zweifelhafte Anziehungskraft. Naturarzt 143, 21–23

Rögener, W. (1998): Die Netzhaut am Stock. Süddeutsche Zeitung, 15.12.1998, V2/11

Rose, S. P. R. (2006): Heritability estimates – long by their sell date. International Journal of Epidemiology 35, 525–527

Rose, S., Lewontin, R. C., Kamin, L. J. (1984): Not in our genes. Penguin Books, Harmondsworth

Rosoff, P. M. (2012): The myth of genetic enhancement. Theoretical Medicine and Bioethics 33, 163–178

Rubehn, B., Wolff, S. B. E., Tovote, P., Lüthi, A., Stieglitz, T. (2013): A polymer-based neural microimplant for optogenetic applications: design and first in vivo study. Lab Chip, DOI: 10.1039/C2LC40874K

Rubner, J. (2010): Das Mädchen Rosemary. Süddeutsche Zeitung, 17.05.2010

Sahakian, B., Morein-Zamir, S. (2007): Professor's little helper. Nature 450, 1157–1159

Sanides, S. (2013): Besser Lernen unter Strom, Focus 04.03.2013, 96

Sarrazin, T. (2010): Deutschland schafft sich ab. Deutsche Verlagsanstalt, München

Sauter, A., Gerlinger, K. (2012): Der pharmakologisch verbesserte Mensch. Leistungssteigernde Mittel als gesellschaftliche Herausforderung. Studien des Büros für Technikfolgen-Abschätzung beim Deutschen Bundestag 34, Edition Sigma, Berlin

Schaller, G., Lenz, B., Friedrich, K., Dygon, D., Richter-Schmidinger, T., Jacobi, A., Mueller, S. E., Maihöfner, C., Sperling, W., Kornhuber, J.

(2011): Repetitive transcranial magnetic stimulation influences mood in healthy male volunteers. Journal of Psychiatric Research 45, 1178–1183

Schaper-Rinkel, P. (2009): Neuro-Enhancement Politiken. Die Konvergenz von Nano-Bio-Info-Cogno zur Optimierung des Menschen. In: Schöne-Seifert, B., Talbot, D., Opolka, U., Ach, J.S. (Hrsg.) (2009): Neuro-Enhancement. Ethik vor neuen Herausforderungen. Mentis, Paderborn, 295–319

Schilling. R., Hoebel, J., Müters, S., Lange, C. (2012): Pharmakologisches Neuroenhancement. Robert Koch-Institut Berlin, GBEkompakt 3/2012

Schläpfer, T. E., Bewernick, B. H., Kayser, S., Mädler, B. A., Coenen, V. A. (2013): Rapid effects of deep brain stimulation for treatment-resistant major depression. Biological Psychiatry 73 (12), 1204–1212

Schleiermacher, S. (2013): History in the making. The ethics of optogenetics. In: Hegemann, P. und Sigrist, S. (Hrsg.) (2013): Optogenetics. De Gruyter, Berlin, 193–200

Schleim, S. (2012a): Der Mythos vom Gehirndoping. Psychologie Heute 11/2012, 60–64

Schleim, S. (2012b): Eine Perspektive auf Hirndoping in Nordamerika. In: Gaßmann, R., Merchlewicz, M., Koeppe, A. (Hrsg.) (2012): Hirndoping – der große Schwindel. Beltz Juventa, Weinheim und Basel, 76–87

Schleim, S., Walter, H. (2007): Gedankenlesen – eine Herausforderung für die Neuroethik? In: Fuchs, T., Vogeley, K., Heinze, M. (Hrsg.) (2007): Subjektivität und Gehirn. Pabst Science Publishers, Lengerich, 161–180

Schmidt, N. M., Blankertz, B., Treder, M. S. (2012): Online detection of error-related potentials boosts the performance of mental typewriters. BMC Neuroscience 13, 19, http://www.biomedcentral.com/1471-2202/13/19; 13.10.2013

Schorff, C. (2003): Bald künstliche Gehirne. Abendzeitung, 13.03.2003

Schüpbach, W. M. M. (2012): Impusivity, impulse control disorder, and subthalamic stimulation in Parkinsons's disease. Basal Ganglia 2, 205–209

Sesin, C.-P. (2012): Sarrazins dubiose US-Quellen. In: Haller, M., Niggeschmidt, M. (Hrsg.) (2012): Der Mythos vom Niedergang der Intelligenz. Springer VS, Wiesbaden, 27–48

Sharwood, L. N., Elkington, J., Meuleners, L., Ivers, R., Boufous, S., Stevenson, M. (2013): Use of caffeinated substances and risk of crashes in long distance drivers of commercial vehicles: case-control study. British Medical Journal, doi: 10.1136/bmj.f1140

Shema, R., Haramati, S., Ron, S., Hazvi, S., Chen, A., Sacktor, T. C., Dudai, Y. (2011): Enhancement of consolidated long-term memory by overexpression of protein kinase M in the neocortex. Science 331, 1207–1210

Singh, I., Kelleher, K. J. (2010): Neuroenhancement in young people: proposal for research, policy and clinical management. American Journal of Bioethics Neuroscience 1, 3–16

Snowball, A., Tachtsidis, I., Popescu, T., Thompson, J., Delazer, M., Zamarian, L., Zhu, T., Cohen Kadosh, R. (2013): Long-term enhancement of brain function and cognition using cognitive training and brain stimulation. Current Biology 23, 987–992

Snyder, A. (2009): Explaining and inducing savant skills: privileged access to lower level, less-processed information. Philosophical Transactions of the Royal Society B 364, 1399–1405

Snyder, A., Bahramali, H., Hawkers, T., Mitchell, D. J. (2006): Savant-like numerosity skills revealed in normal people by magnetic pulses. Perception 35, 837–845

Snyder, W. A., Mulcahy, E., Taylor, J. L., Mitchell, D. J., Sachdev, P., Gandevia, S. C. (2003): Savant-like skills exposed in normal people by suppressing the left fronto-temporal lobe. Journal of Integrative Neuroscience 2, 149–158

Spearman, C. (1904): General intelligence, objectively determined and measured. American Journal of Psychology 15, 201–293

Staubli, U., Rogers, G., Lynch, G. (1994): Facilitation of glutamate receptors enhances memory. Proceedings of the National Academy of Sciences 91, 777–781

Stein, J. L. et al. (2012): Identification of common variants associated with human hippocampal and intracranial volumes. Nature Genetics 44, 552–561

Stern, E., Neubauer, A. (2103a): Intelligenz. Große Unterschiede und ihre Folgen. Deutsche Verlagsanstalt, München

Stern, E., Neubauer, A. (2013b): Nature via Nurture. Forschung & Lehre 8/13, 634–636

Sternberg R. (2003): Wisdom, intelligence, and creativity synthesized. Cambridge University Press, Cambridge

Sternberg, R., Kaufmann, S. B. (2011): The Cambridge Handbook of Intelligence, Cambridge University Press, Cambridge

Stingl, K., Bartz-Schmidt, K. U., Besch, D., Braun, A., Bruckmann, A., Gekeler, F., Greppmaier, U., Hipp, S., Hörtdörfer, G., Kernstock, C., Koitschev, A., Kusnyerik, A., Sachs, H., Schatz, A., Stingl, K. T., Peters, T., Wilhelm, B., Zrenner, E. (2013): Artificial vision with wirelessly powered subretinal electronic implant alpha-IMS. Proceedings of the Royal Society B 280: 20130077, http://dx.doi.org/10.1098/rspb.2013.0077; 13.10.2013

Storm, W. F. (2008): A fatigue management system for sustained military operations, http://www.dtic.mil/cgi-bin/GetTRDoc?AD=ADA484144; 13.10.2013

Supekar, K., Swigart, A., Tenison, C., Jolles, D. D., Rosenberg-Lee, M., Fuchs, L., Menon, V. (2013): Neural predictors of individual differences in response to math tutoring in primary-grade school children. Proceedings of the National Academy of Sciences 110, 8230–8235

Suthana, N. Fried, I. (2013): Deep brain stimulation for enhancement of learning and memory. Neuroimage, http://dx.doi.org/10.1016/j.neuroimage.2013.07.066; 13.10.2013

Suthana, N., Haneef, Z., Stem, J., Mukamel. R., Behnke, E., Knowlton, B., Fried. I. (2012): Memory enhancement and deep-brain stimulation of the entorhinal aera. New England Journal of Medicine 366, 502–510

Talbot, D. (2009): Ist Neuro-Enhancement keine ärztliche Angelegenheit? In: Schöne-Seifert, B., Talbot, D., Opolka, U., Ach, J. S. (Hrsg.) (2009): Neuro-Enhancement. Ethik vor neuen Herausforderungen. Mentis, Paderborn, 321–345

Tang, Y.-P., Shimizu, E., Dube, G. R., Rampon, C., Kerchner, G. A., Zhuo, M., Liu, G., Tsien, J. Z. (1999): Genetic enhancement of learning and memory in mice. Nature 401, 63–69

Tennison, M. N., Moreno, J. D. (2012): Neuroscience, ethics, and national security: The state of the art. PLoS Biology 10(3): e1001289. doi:10.1371/journal.pbio.1001289

The Royal Society (2012): Brain waves module 3: Neuroscience, conflict and security. RS Policy document 06/11, February 2012

Tusche, A., Kahnt, T., Wisniewski, D., Haynes, J.-D. (2013): Automatic processing of political preferences in the human brain. NeuroImage 72, 174–182

Tye, K. M., Deisseroth, K. (2012): Optogenetic investigation of neural brain disease in animal models. Nature Reviews Neuroscience 13, 251–266

Ulrich, A. (2005): Berauscht in die Schlacht. Spiegel spezial 2/2005, 150–151

Vaas, R. (2008): Schöne neue Neuro-Welt. Hirzel, Stuttgart

van den Daele, W. (2009): Thesen zur ethischen Debatte um das Neuroenhancement. In: Ethikrat (Hrsg.) (2009): Der steuerbare Mensch? Über Einblicke und Eingriffe in unser Gehirn. Jahrestagung des Deutschen Ethikrates 2009, 107–114

van den Heuvel (2012): Psychotrauma: Die Wisch-und-Weg-Pille. http://news.doccheck.com/de/article/208231-psychotrauma-die-wisch-und-weg-pille/; 13.10.2013

Verband forschender Arzneimittelhersteller (2009): Wie häufig werden in Deutschland Arzneimittel vom Markt genommen? http://www.vfa.de/de/patienten/patientenratgeber/ratgeber033.html; 13.10.2013

Vetter, C. (2012): Tiefe Hirnstimulation: Verbesserte Motorik, verändertes Wesen. Deutsches Ärzteblatt 109(15): A-758-A-759

Volk, L.J., Bachman, J.L., Johnson, R., Yu, Y., Huganir, R.L. (2013): PKM- is not required for hippocampal synaptic plasticity, learning and memory. Nature 493, 420–423

Wang, D., Cui, Z., Zeng, Q., Kuang, H., Wang, L.P., Tsien, J.Z., Cao, X. (2009): Genetic enhancement of memory and long-term potentiation but not CA1 long-term depression in NR2B transgenic rats. PLoS ONE 4(10): e7486. doi:10.1371/journal.pone.0007486

Warden, M.R., Selimbeyoglu, A., Mirzabekov, J.J., Lo, M., Thompson, K.R., Kim, S.Y., Adhikari, A., Tye, K.M., Frank, L.M., Deisseroth, K. (2012): A prefrontal cortex–brainstem neuronal projection that controls response to behavioural challenge. Nature 492, 428–432

Wassermann, E.M., Zimmermann, M.S. (2012): Transcranial magnetic brain stimulation: therapeutic promises and scientific gaps. Pharmacological Therapy 133, 98–107

Wezenberg, E., Verkes, R.J., Ruigt, G.S.F., Hulstijn, W., Sabbe, B.G.C. (2007): Acute effects of the ampakine farampator on memory and information processing in healthy elderly volunteers. Neuropsychopharmacology 32, 1272–1283

White, S.E. (2008): Brave New World: Neurowarfare and the Limits of International Humanitarian Law. Cornell International Law Journal 41, 177–210

Wien, T.N., Pike, E., Wisloff, T., Staff, A., Smeland, S., Klemp, M. (2013): Cancer risk with folic acid supplements: a systematic review and meta-analysis. BMJ Open 2012; 2(1):e000653

Witt, K., Kuhn, J., Timmermann, L., Zurowski, M., Woopen, C. (2011): Deep brain stimulation and the search for identity. Neuroethics, DOI 10.1007/s12152-011-9100-1

Wolf, O.T. (2008): The influence of stress hormones on emotional memory: relevance for psychopathology. Acta Psychologica 127, 513–531

Wrigth, M., De Geus, E., Ando, J., Luciano, M., Posthuma, D., Ono, Y., Hansell, N., Van Baal, C., Hiraishi, K., Hasegawa, T., Smith, G., Geffen, G., Geffen, L., Kanba, S., Miyake, A., Martin, N., Boomsma, D. (2000): Genetics of cognition: Outline of a collaborative twin study. Twin Research 4, 48–56

Yadav, R., Hillman, B.G., Gupta, S.C., Suryavanshi, P., Bhatt, J.M., Pavuluri, R., Stairs, D.J., Dravid, S.M. (2013): Deletion of glutamate delta-1 receptor in mouse leads to enhanced working memory and deficit in fear conditioning. PLoS ONE 8(4): e60785. doi:10.1371/journal.pone.0060785

Young, L., Camprodon, J.A., Hauser, M., Pascual-Leone, A., Saxe, R. (2010): Disruption of the right temporoparietal junction with transcranial magnetic stimulation reduces the role of beliefs in moral judgments. Proccedings of the National Academy of Sciences 107, 6753–6758

Zhang, F., Wang, L.P, Brauner, M., Liewald, J.F., Kay, K., Watzke, N., Wood, P.G., Bamberg, E., Nagel, G., Gottschalk, A., Deisseroth, K. (2007): Multimodal fast optical interrogation of neural circuitry. Nature 446, 633–639

Zheng, P., Dimitrakakis, C., Triesch, J. (2013): Network self-organization explains the statistics and dynamics of synaptic connection strengths in cortex. PLoS Computational Biology 9(1): e1002848. doi:10.1371/journal.pcbi.1002848

Zheng, X., Alsop, D.C., Schlaug, G. (2011): Effects of transcranial direct current stimulation (tDCS) on human regional cerebral blood flow. NeuroImage, doi:10.1016/j.neuroimage.2011.06.018

Zimerman, M., Nitsch, M., Giraux, P., Gerloff, C., Cohen, L.G., Hummel, F.C. (2013): Neuroenhancement of the aging brain: restoring skill acquisition in old subjects. Annals of Neurology 73, 10–15

Zimerman, M., Hummel, F.C. (2010): Non-invasive brain stimulation: enhancing motor and cognitive functions in healthy older subjects. Frontiers in Aging Neuroscience 2, doi: 10.3389/fnagi.2010.00149

Zimmer, D.E. (2012): Intelligenz ist erblich. Der Tagesspiegel 14.01.2012

Links ohne Autorenzuordnung:

http://bio-pro.de/magazin/thema/06458/index.html?lang=de & artikelid=/artikel/06606/index.html; 13.10.2013

http://dasgehirn.info/entdecken/anatomie/der-gyrus-parahippocampalis/; 13.10.2013

http://de.wikipedia.org/wiki/Elektroenzephalografie#Gamma-Wellen; 13.10.2013

http://fragenantworten.info/Ernahrung-Fitnessnahrung/Was-sind-L-Tyrosin-Nebenwirkungen.php; 13.10.2013

http://google.com/patents/US20050090756; 13.10.2013

http://magnetstimulation.org/de/rtms/was-ist-rtms.html; 13.10.2013

http://sciencev1.orf.at/science/news/141966; 13.10.2013

http://stud-blog.de/?p=94; 13.10.2013

http://web.archive.org/web/20070819125008/http://www.adderallxr.com/assets/pdf/prescribing_information.pdf; 13.10.2013

http://www.br.de/themen/wissen/peinlich-schaemen-fremdschaemen100.html; 13.10.2013 http://www.cortexpharm.com/product/index.html; 13.10.2013

http://www.foc.us; 13.10.2013

http://www.focus.de/gesundheit/ratgeber/gehirn/news/hirnaktivitaet-freundschaftliche-gedanken_aid_561516.html; 13.10.2013

http://www.gizbonn.de/index.php?id=754; 13.10.2013

http://www.karriere.de/karriere/hirndoping-wird-der-neue-trend-7345/; 13.10.2013

http://www.nobelprize.org/nobel_prizes/medicine/laureates/1949/moniz-article.html; 13.10.2013

http://www.onemedplace.com/database/list/cid/187/#; 13.10.2013

http://www.prof-baumann.de/unsere-leistungen/neurostimulation.html; 13.10.2013

http://www.studycram.com/smart-drugs.html; 13.10.2013

http://www.youtube.com/watch?v=xjpJPCTytP8; 13.10.2013

Sachregister

Willensfreiheit – ein Märchen?

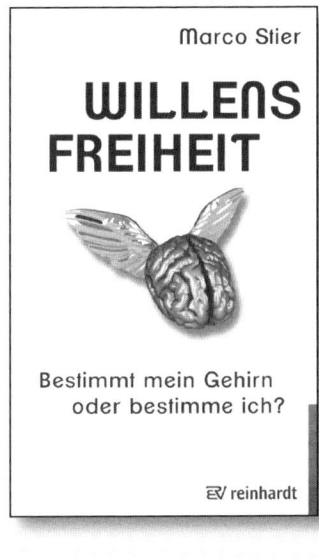

Marco Stier
Willensfreiheit
Bestimmt mein Gehirn oder
bestimme ich?
2014. 208 Seiten.
(978-3-497-02434-6) kt

Täglich meinen wir, uns bewusst zu entscheiden: für den Kauf eines Sofas, eine Joggingrunde oder ein Lächeln. Dabei haben manche Wissenschaftler den sog. freien Willen schon längst auf die rote Liste vom Aussterben bedrohter Illusionen gesetzt.

Der Autor fasst Annahmen und Forschungsergebnisse der Neurowissenschaft verständlich zusammen und erklärt die verschiedenen Positionen der Philosophie. Was folgt aus den Erkenntnissen für das menschliche Zusammenleben, Rechtsprechung etc.?

Eine ebenso amüsante wie fundierte Einführung in das schwindelerregende Nachdenken darüber, ob und was wir effektiv wollen können.

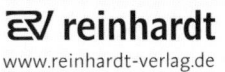

reinhardt
www.reinhardt-verlag.de

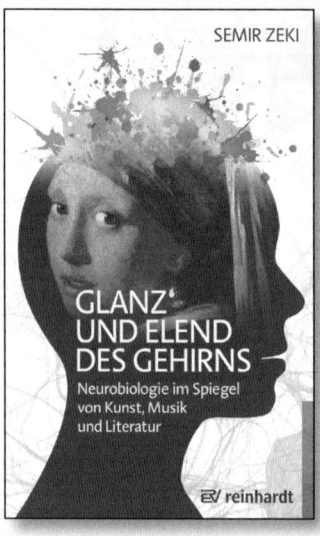

Wo endet die Wirklichkeit?

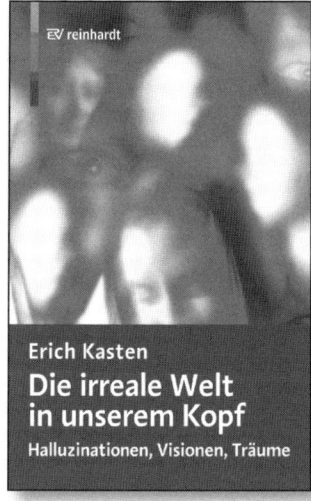

Erich Kasten
Die irreale Welt in unserem Kopf
Halluzinationen, Visionen, Träume
2008. 284 Seiten.
52 Abb. 1 Tab.
(978-3-497-01982-3) kt

Manchmal spielt uns unser Gehirn einen Streich: Wir nehmen Dinge wahr, die in der realen Welt nicht vorhanden sind. Drogen und zahlreiche Krankheiten können Halluzinationen auslösen: Schizophrene hören Stimmen, die ihnen absurde Befehle erteilen. Hirnverletzte sehen geometrische Objekte, die sich bewegen. Die Grenzen zum „Normalen" sind fließend: Wo endet die lebhafte Phantasie, wo beginnt die Trugwahrnehmung? Mit zahlreichen Fallbeispielen gewährt uns der Autor Einblick in die subjektiven Welten skurriler Wahrnehmungen und fremdartiger Erlebnisweisen. Wissenschaftlich fundiert schildert er, wie Sinnestäuschungen im Gehirn entstehen und wie man sie behandeln kann.

Eine spannende Reise in die imaginäre Welt, die unser Gehirn erschaffen kann!

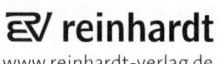
www.reinhardt-verlag.de

Neuropädagogik – die Zukunft?

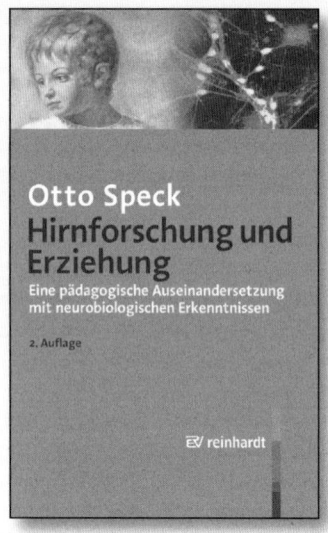

Otto Speck
Hirnforschung und Erziehung
Eine pädagogische Auseinandersetzung mit neurobiologischen Erkenntnissen
2., durchges. Auflage 2009.
198 Seiten.
(978-3-497-02081-2) kt

Legen die Libet-Experimente wirklich den Abschied vom alten Menschenbild nahe? Sollten nun die Pädagogen einpacken mit ihren klassischen Überzeugungen wie der des „Freien Willens"? Ist Erziehung zur Mündigkeit, zur Verantwortung eine Illusion?

Spannend ist die Auseinandersetzung darüber, welche neurobiologischen Ergebnisse die Pädagogik integrieren muss – faszinierend aber auch, wie die Hirnforschung z.T. uraltes erzieherisches Wissen empirisch neu bestätigt.

Otto Speck, einer der bedeutendsten Heilpädagogen unserer Zeit, gibt Impulse für eine pädagogische Debatte, die gerade erst begonnen hat. Dieses Buch ist ein Muss für jeden Pädagogen, der den Imperativ der Aufklärung ernst nimmt!

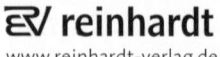

℞ reinhardt

www.reinhardt-verlag.de